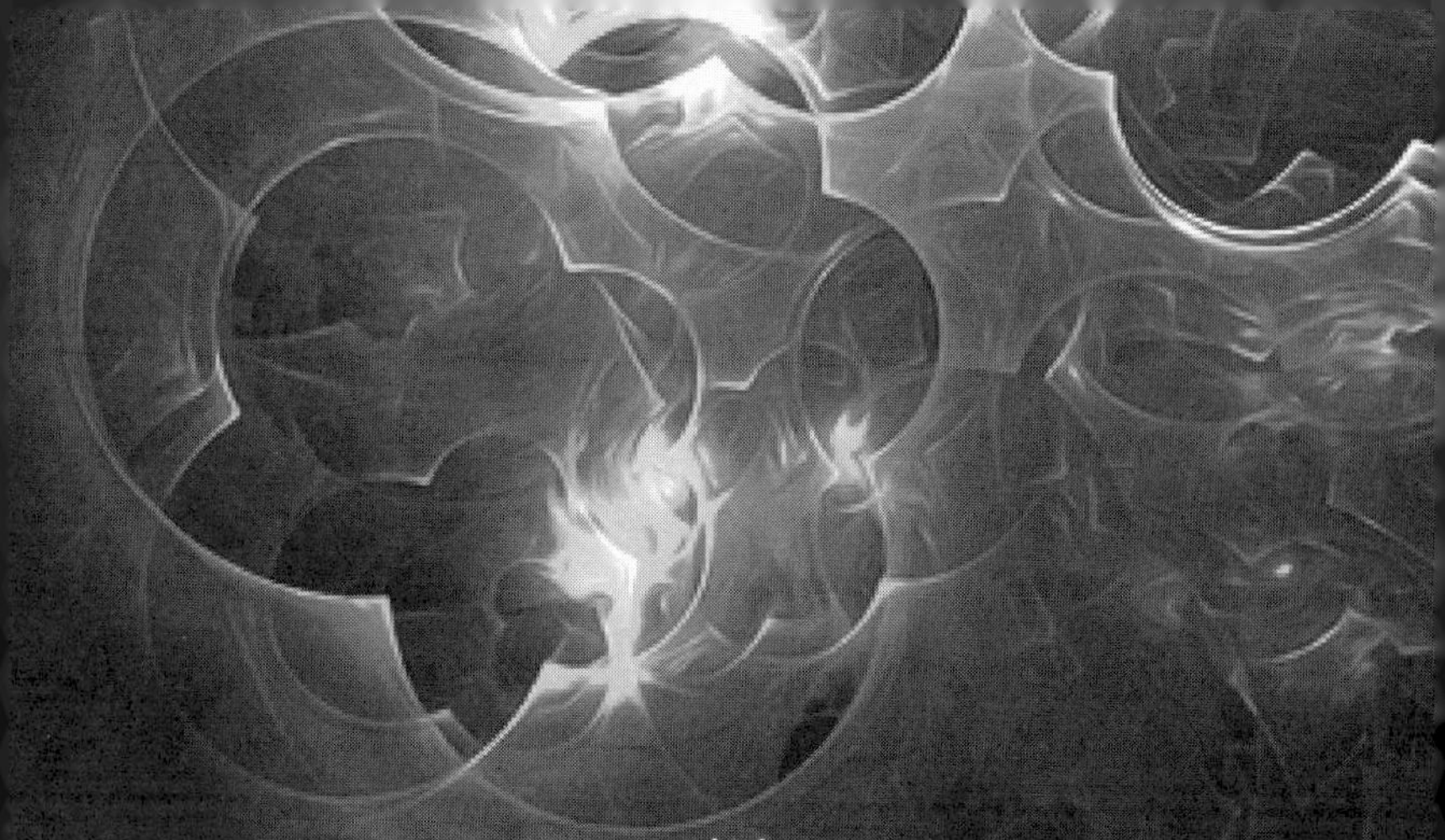

ひらめき脳

虫明元 Hajime Mushiake

inspirational brain

ひらめき脳

装丁　柴田淳デザイン室

目次

Ⅱ部　ひらめきを生むもの

Ⅲ部　ひらめきを育む

はじめに

ひらめきというと、何か特別な人に起こる特別な現象と思われてはいないでしょうか？　もし脳の回路が遺伝的に決定され、さらには学習により知識が記憶として固定されていくと考えていくと、脳にはひらめきが起こる余地がないようにも思えないでしょうか？　実はこのような考え方は最新の脳科学からは誤りといえます。

脳研究からは、脳と遺伝子の関係は生まれる前から決まった設計図とそれに従って作られた回路の関係という固定的な関係ではなく、日常働く中で相互に動的に影響し合うことが分かってきました。さらに脳と身体との関係も、制御するものとされるものではなく、二者は相互に影響を与え合っています。また脳は対人関係、属している文化の影響をうけて、その働き方を変化させます。何よりも重要なのは、脳には常に自分で自分の構造や機能を作り変えていく力、可塑性があることです。ひらめきは、そのような脳の変化が意識に上る時に感じられる体験で、誰にでも起こっている現象といえます。

ひらめきについては、20世紀－21世紀の脳科学の進歩とともに次第に科学的に考えられるようになってきました。その中でも安静時に活動しているデフォルト・モード・ネットワークと呼ばれる脳のネットワークの発見は驚きでした。これは人がいわゆる認知的な活動をしている時には休んでおり、活動を止めると活動しはじめます。それは、「働くと休み、休んでいると働いているのはどのネットワーク?」というなぞなぞのような問いを提示しています。さらに睡眠中、身体活動は停止しています。このような、脳が働いていないと思われていた時期の脳活動が、実はひらめきの過程に関わっている可能性がわかってきました。

本書では、そのような脳のネットワークの最新の知見に基づきながら、ひらめきに関わる様々な側面を考えていきます。ひらめきは、すべての人、すべての世代に見られる普遍的な現象ですが、実際には気が付かなかったり、さらには抑制されてしまうことも多いように思います。そこで最後の章はひらめきを育むためにはどうしたら良いかを解説します。

Ⅰ部

ひらめくとき

第1章　ひらめきとデフォルト・モード・ネットワーク（DMN）

1　ひらめきはどんな経験？

ひらめきとは、何でしょうか？　似たような言葉に、洞察、アハ体験、エウレカ体験、インスピレーションなどがあります。これらはすべて、似たような状態を指す言葉です。ひらめきを感じると、まるで光が一瞬にして輝くような状態になります。特別な思考やアイデアが瞬時に浮かび上がる特別な体験です。

心理的には、問題の答えがふと浮かぶ瞬間や、直感的に新たな関連性が見える瞬間などがひらめきの一形態です。これは、通常は意識されていない思考が意識に上る瞬間でもあります。共通して言えるのは、ひらめきは背後にある思考過程や無意識の活動が、意識の中で輝き出る瞬間であり、創造的な体験とされることです。

多くの場合、ひらめきの結果として、物事を新たな視点で理解し、広範な他の事柄にも適用できる普遍性を持つ新しい理解が生まれ、調和の取れた新たな境地に到達することがあります。

古代ギリシャの科学者、アルキメデスは、ある日王様から、純金でできた王冠が本物かどうか、混ぜ物がされていないかを確かめる方法を尋ねられました。しかし、王冠を壊すことは許されていません。アルキメデスは悩みましたが、風呂に入っているときにひらめきました。彼は王冠と同じ重さの純金を水中に沈め、あふれた水の量から体積の違いを見破りました。この発見に至った瞬間、アルキメデスは「エウレカ（見つけた）！」と叫び、裸のまま街を走り回ったという有名なエピソードです。

ヘレン・ケラーの例

ひらめきは、その人にとってかけがえのない経験になることがあります。ヘレン・ケラーの例を考えましょう。

ヘレン・ケラーは、彼女の人生で最も重要な瞬間を振り返ります。それは、１８８７年３月３日、彼女が７歳になる３ヶ月前の日でした。

その日、彼女はポーチに立って、期待に胸を膨らませていました。スイカズラの香りに誘われるように、彼女は家庭教師のサリバン先生と一緒にウェルハウスに向かいました。誰かが水を汲んでいたので、先生はヘレンの手を井戸の注ぎ口の下に差し入れました。冷たい水が片手に触れると、先生はもう片方の手で「水」という言葉を手に綴りました。ヘレンはじっと立って、先生の指の動きに集中しました。突然、忘れていたものが戻ってきたかのような感覚と、思考が蘇るような興奮が彼女を包みました。その瞬間、彼女は「w-a-t-e-r」が彼女の手に流れている冷たい何かを意味することを理解しました。この生きた言葉は、彼女の魂を目覚めさせ、光と希望をもたらしました。すべてのものに名前がついており、その名前が新しい思考を生み出すのです。

この日、サリバン先生が井戸の注ぎ口からヘレン・ケラーの手に水を注ぎ、「水」という言葉を手に綴った瞬間が、ヘレン・ケラーの人生において大きな分岐点となりました。

このひらめきは、奇跡的な出来事とされており、後に『奇跡の人』という映画にもなって知られるほどですが、実際に奇跡を起こしたのはサリバン先生でした。ヘレン・ケラーは、1882年に生後19か月で病気にかかり、盲ろうになり、その後、音と光のない混沌の世界で生きてきました。ヘレン・ケラーは、1888年にサリバン先生と出会い、一対一での指や手を使った手話によるコミュニケーションを試みました。ケラーは、サリバン先生が物の名前を彼女の手に綴ることを繰り返し行い、それをさらにサリバン先生の手で綴り直すという活動を行っていました。例えば、サリバン先生が人形を渡し、「d-o-l-l」とゆっくりと手で綴ります。ヘレン・ケラーはこの指使いに興味を持ち、真似てみました。しかし、これらの活動は単なる模倣のレベルを超えず、非常に多くの単語を綴ることを学んだにも関わらず、大きなひらめきに至るまでには何週間もかかりました。

何がこの数週間の間に起こったのでしょうか？　そして、なぜたった一瞬で物事に名前があることに気付いたのでしょうか？　ヘレン・ケラーの心の中は、私たちには想像するしかありませんが、この期間中にサリバン先生との活動を思い出したり、他の活動で忘れたりしながら、しだいに脳の中で経験の記憶以外の脳活動が起こった可能性があるでしょう。

「ジーニアス」との出会い

実際、思考は常に意識に上るものではなく、自然に浮き沈みして意識に浮かび上がったり、沈んだりします。時には、私たちは意識的に思考を明示的なルールに従ってガイドし、思考過程を形作ることもあります。

エリザベス・ギルバートは、自身の書籍『Big Magic』で、アイデアが生まれる瞬間について詳しく自己分析しています。彼女は、アイデアが降りてきた瞬間、腕に寒気が走り、首の後ろの毛が一瞬立ち、少し気分が悪くなり、少しめまいもすると述べています。まるで恋をしているかのような、危険なニュースを聞いたかのような、美しく魅惑的でありながら危険なものを断崖絶壁の上から見ているかのような気分だとも表現しています。こうした感情的で生理的な反応は、ひらめきの瞬間を生き生きと捉えています。

彼女によれば、古代ギリシャとローマでは、人間に創造性が備わっているとは考えられていなかったと言います。むしろ、創造性は人に同行する精霊のような存在で、肉体のない創造の霊を「ジーニアス」と呼んでいました。したがって、「天才」(genius)とは、その人の心の中から生まれたのではなく、外部から吹き込まれた存在と考えられていたのです。

この視点では、作家と作品の間に距離が生まれ、作家自身が作品と一体化するのではなく、ある意味で心理的に保護されているという考え方が示されます。作家自身が作品の創造主と信じることは重荷であり、歪んだエゴであるとされています。さらに、作家がそのような「ジーニアス」と出会う瞬間、つまりひらめく瞬間があるならば、それはアイデアが降りてくるような体験であると述べています。そして、作品を制作する過程は奇妙で独特な共同作業であり、まるで対話のようなものだとも述べています。

社会的イノベーションを生んだ「ひらめき」の例

またひらめきは、企業などの現実社会におけるイノベーションのきっかけになると同時に、本人の自己探求の活動とも連動しています。

イーロン・マスクは、新たな決済サービスを作り出したほか、電気自動車、宇宙開発、太陽光発電などのビジネスで、独特のひらめきからのイノベーションで業界を牽引し成功してきました。

彼は「人類の未来に最も貢献できる事業をすること」と同時に「自分の存在にどんな意味があるのか？　自分が存在することの意味は？」といった自身への理解を深める中で事業を突き進めていたのです。この両面性は、ひらめきの源泉としてきわめて大切なものと考えられます。そして彼は、事業計画を立てて実施するよりは、反復設計により、繰り返し実体化と評価を繰り返し、失敗に対する寛容さでエンジニアリングの問題にアプローチする点では、チームとしての即興性がひらめきの源泉となっています。彼の発言はしばしば予想外で注目を浴び、孤高の人と見られがちではありますが、実は彼と周囲の人々の間の議論とフィードバックの中に生まれてきていることを彼自身が明らかにしています。彼の出身が南アフリカであることも多様な発想の源になっている可能性があるでしょう。

また一人のひらめきは他の人に伝染して、より大きな政治運動になる例があります。例えば国際平和に関して、南アフリカでノーベル平和賞受賞者でもあるツツ大司教は、さまざまな活動と言葉を残しています。「怒りと憎しみを持ち続けると加害者に縛られ続けます。赦すことで、過去から解放され前に進むことができるのです」。このような言葉は、司教自身のひらめきであると同時に、その言葉が多くの人々にひらめきを与え、彼らの活動が実際に国の体制を変えたり、マイノリティーの人々の人権回復に繋がっており、ひらめきは伝搬することを表しています。同じく南アフリカのネルソン・マンデラはツツ大司教のひらめきを受けて、自らのひらめきが実際に南アフリカのアパルトヘイトの解決とその未来を創り上げる原動力になり、彼もノーベル平和賞を受賞したのです。

相互作用による「ひらめき」：マウンテンバイクの例

ひらめきに関しては、ひらめいた個人、創作した著者、発見した科学者など、個人に還元して理解されることが多いですが、創造性の研究を行っているキース・ソーヤー（Keith Sawyer）は、ひらめきや創造性を単に個人の能力や素因に帰するのではなく、個人と個人の相互作用に基づいたグループでの創造性やひらめきが重要であることを示しています。

次の事例はそのような例で、マウンテンバイクという今では国際的に知られたロードレースの自転車が、多くの目に見えないコラボレーションの結果であると、ソーヤーは結論づけています。マウンテンバイクは、私が「見えないコラボレーション」と呼ぶものの完璧な例です。この革新がいつどこで生まれたのか、誰も正確には知りませんが、おそらく１９７０年代初頭、カリフォルニア州マリン郡に端を発しています。

当時、アメリカのマリン郡はサイクリングの激戦区でした。遊び半分に走り始める自転車乗りがいましたが、まだロードレース用の自転車が存在しない時期でした。シフトギアもなく、ギアもありませんでした。１９７４年にあるグループのサイクリストが、自転車を改造して参加しました。シフターと多段ギアを装備し、ハンドルも現在のロングホーン型に改造していました。

すると、他の参加者もすぐに自分のバイクに新しいアイデアを取り入れました。さらに、1970年代後半になると、機械に強いライダーたちがカスタムマウンテンバイクを作って生計を立てるようになり、しだいに口コミでビジネスが広がりました。1979年にはマウンテンバイク会社が創設され、ハンドメイドのマウンテンバイクが販売されました。それ以降の数年のうちに、大手自転車メーカーも参入し、大きな産業に成長しました。当初、マウンテンバイクの存在を知っていたのはわずか数百人でしたが、10年後には国際的な競技として確立し、一大イノベーションとなりました。

この例では、具体的な発明者は特定できませんが、関連し合う同好の人々がコピーと改良を繰り返し、一つの製品としての成功を収めた例です。この中で参加した個人は、それぞれのひらめきを個人個人で形にし、他の人のひらめきを生み出すようなひらめきの連鎖を作り出し、10年ほどの間にそれがより多くの人の参加を引き寄せました。ひらめきは、社会文化活動の結果ですが、その中では個人個人のひらめきが重要な役割を果たしています。

ひらめきは、個人レベルや集団レベル、外界や内界に関連するものに大まかに分類できます。ヘレン・ケラーのひらめきは個人的であり、内面に関するものでした。アルキメデスの例は、個人的であり外部の出来事に関連していました。マウンテンバイクのような事例は、集団的であり、外部のアイデアに基づいていました。また、例は挙げませんでしたが、パフォーミングアーツは個人のものもありますが多くは集団的であり、内面の表現に関連しています。ひらめきの分類は視点によって異なり、固定されていません。大規模な科学的発見はひらめきを世界に波及させる一方、日常生活の中のひらめきは個人の生活に影響を与えることもあります。ひらめきの影響力は多様であると言えます。

2　ひらめきの鍵は脳の働き

ひらめきに関する脳の働きとして、どのような過程が考えられるでしょうか？

ひらめきとは、脳の中で突如として起こる特別な経験のように感じられる出来事です。実際にはそれ以前の経験も影響していると思われますが、ひらめきは一度だけの特別な瞬間として体験され、それが後に我々の記憶に大きな影響を及ぼすことになります。特に、私たちの長期記憶には「エピソード記憶」と「意味記憶」という2つのタイプが存在します。エピソード記憶は、特定の出来事や体験を記憶するもの。一方、意味記憶は、知識や概念などの普遍的な情報を記憶するものです。

ひらめきは、これらの記憶に密接に関連しています。具体的には、ひらめきは一度だけのエピソードとして体験されるもので、その内容や意味が後の意味記憶に影響を与えることがあります。またひらめいたときにはポジティブな情動を伴うことが多いのも特徴です。

また、ひらめきは個人の持っている信念や考え方だけでなく、その個人の属する集団で共有されている文化や価値観なども複雑に関わり合って引き起こされる現象と考えることができます。
このようなひらめきに関わる脳の場所としては、どこを考えたら良いでしょうか？

デフォルト・モード・ネットワーク（DMN）

このようなひらめきを生み出すための多様性を考慮すると、ひらめきに関与する脳の領域は非常に広いと考えられます。中でも、人がぼんやりしているときに活動するとされている「デフォルト・モードネットワーク（DMN）」という脳のネットワークには、ひらめきの特徴にピッタリの機能があることが知られています。

デフォルト・モード・ネットワーク（DMN）とは、人々が一見「休んでいる」と思われるときにも活動している脳のネットワークを指します。実は、安静時にも私たちの脳は活動し続けています。このDMNは、そうした安静時の脳の活動を調査している最中に偶然に発見されたものです。デフォルトとは、初期状態という意味があり、あたかも初期状態のように、繰り返し戻ってくるネットワークの状態から名付けられました。確かに概念や一般法則を破るような考え方が内側から湧き出す、ないしは空から降りてくるようなひらめきの感覚は、しばしばリラックスしているときや休んでいるときに多いこともよく報告されています。これはDMNの安静時の活動の特徴と一致します。

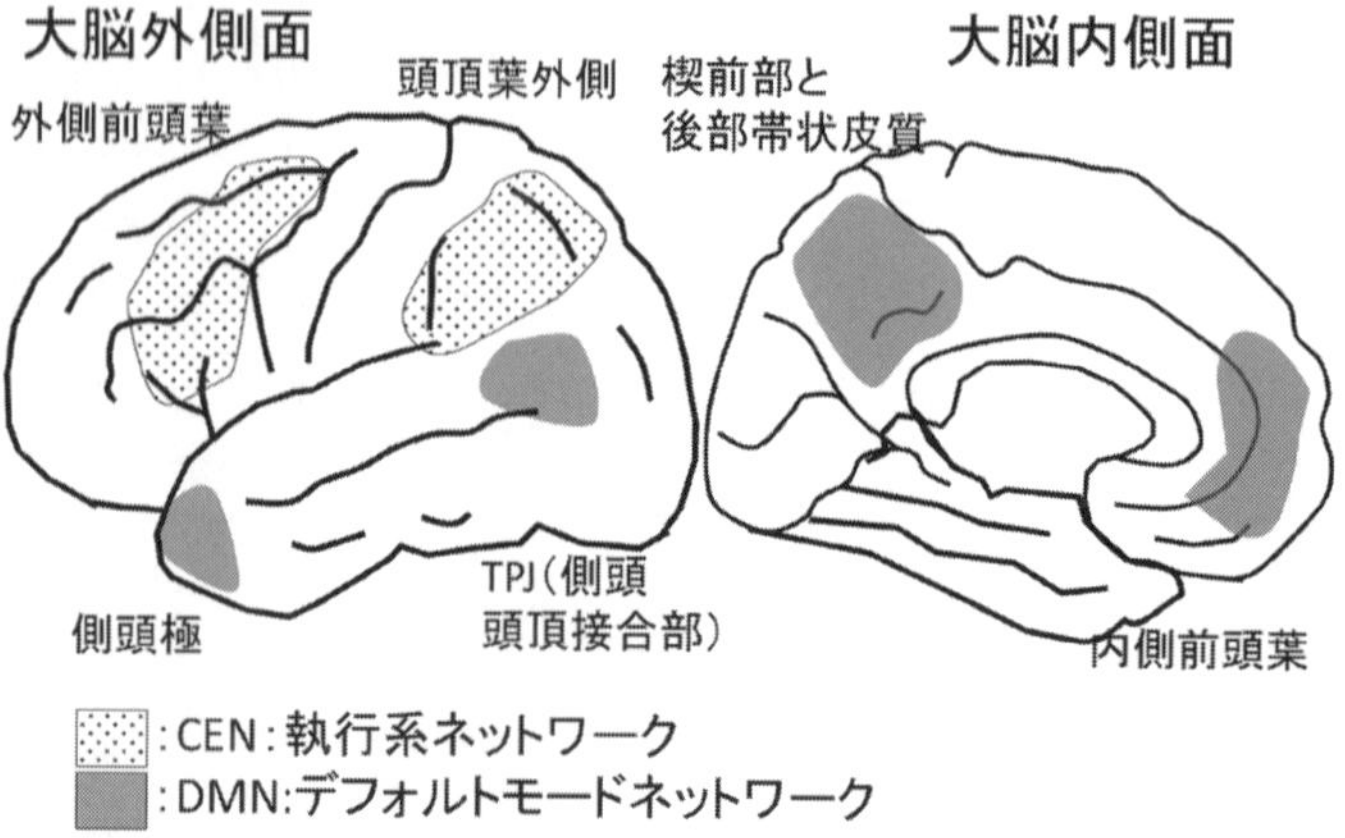

図１　デフォルト・モード・ネットワークは主に大脳皮質内側面、執行系ネットワークは主に大脳皮質外側に位置している。

またひらめきでは、様々な脳内の記憶情報にアクセスでき、かつ自発的で自由な想像が重要です。ＤＭＮは他の広範な脳部位と結合があり、安静時に活動しています。以上の点で、脳に存在するネットワークのうちでも、記憶、想像、自発性、広範な情報アクセス、情動性等を踏まえると、ＤＭＮという、他の多くの脳のネットワークと繋がっているネットワークの中心のような場所（ハブ）が重要であると考えられます。

発見された当初、ＤＭＮの活動はただの背景ノイズと見なされ、本質的な脳の信号を邪魔するものと考えられていました。これは、以前、私たちが睡眠中の脳の活動について持っていた誤解と似ています。

しかし、近年の研究で、ＤＭＮは非常に重要な役割を持っていることが明らかになってきました。具体的には、他者の感情や思考の理解、自己の認識、過去の思い出、物語の理解、想像力、創造性など、多くの領域に関わっているのです。要するに、私たちがぼんやりと考えている時、気持ちの上で遊びや想像をしている時に活動するネットワークなのです。

さらにDMNは、多くの精神や神経の疾患、例えば認知症や統合失調症、躁鬱病などとも関連しており、脳の健康を維持する上で非常に重要な役割を果たしていることがわかってきました。

執行系ネットワーク（CEN）

一方で、DMNと相補的に働く領域があります。そのひとつ、執行系ネットワークは、セントラル・エグゼクティブ・ネットワーク（CEN）とも呼ばれ、前頭前野や頭頂連合野の外側を含む部分で構成されています。このネットワークは、私たちの認知機能、特に注意を外の世界に向ける能力や、カテゴリーの認識、抽象的な概念の作成、そして目標を達成するための行動計画などに深く関与しています。また、大脳皮質の背側や腹側の注意ネットワーク（DAN、VAN）と連携し、私たちの注意を高め、集中的な思考を促進します（図1）。

具体的な例でDMNとCENの働きの違いを述べると、「水は酸素と水素から成り立っている」などの概念を言語で理解し、真偽を判断するにはCENがとても重要です。視点によらない普遍性があり、再現性もあり客観的で論理的な文章です。一方で、「私は昨日、道で偶然昔の同級生に会い、喫茶店で学校時代のことを懐かしく話しました」という文章は、一回きりのエピソードで、すぐに真偽ははっきりしませんが、背景には二人の物語を連想させます。このような文はナラティブ（物語）に属します。

どちらもそれぞれに意義はあるのですが、異なる様式の考え方をします。ひらめきとは、これら異なる特徴を持った脳のネットワークが相互に相補的に連携し、一回きりのひらめきが、その後の理解や思考に大きく影響する情報表現を生み出す現象と言えます。

ひらめきは「結びつき」の意識化

ひらめきは、脳のさまざまなネットワークの間での新しい細胞の結びつきとして表れると仮定しましょう。脳内にはすでに多くの結びつきが存在していますが、すべてが意味深い結びつきであるわけではありません。何らかの要素や関係性が不足している可能性も考えられます。

この新しい結びつきが意味を持つためには、それが意識的に認識される必要があるでしょう。そして、それが他者と共有できる情報として表現されれば、集団の中でのひらめきとして共有できるようになります。

新しい情報や関係性が意識に到達すると、それは記号として、意味する対象や解釈とともに働くようになります。哲学者パースによれば、記号は「記号自体」、それが指す「対象」、そしてその「解釈」の3つから成り立ちます。脳の活動は、何らかの関係性や対象を示すものとして表現されると言えます。そしてひらめきとは、その関係性や情報が意識的に認識できる状態を指すのです。

ただし、脳のすべての活動が意識的に認識されるわけではありません。実際には、その一部だけが意識に上るのです。一度意識化されると、言葉にしたり、行動に表現することが可能となり他者と共有できるひらめきになります。

ヘレン・ケラー、アルキメデス、そしてマウンテンバイクの例を通じて、ひらめきや新しい概念の発見に関する異なる事例とその意味について考察しました。これらの事例から分かるように、ひらめきはさまざまな形で現れ、新しい関係性や記号関係の発見と関連しています。

ヘレン・ケラーの場合、サリバン先生との触覚的なコミュニケーションを通じて、事物と名前との一般的な関係に気づいたことが、記号関係そのものに気づいた重要なひらめきであると指摘されました。通常、子供たちは視覚や聴覚を通じて名前と対象の関係を学びますが、ヘレン・ケラーのように明確なひらめきを語る人は珍しいでしょう。

アルキメデスの場合、風呂で水があふれる現象と体積測定の関連性に気づいたことで、新たな記号関係を樹立しました。これにより、彼は問題を解決しました。

一方、マウンテンバイクの例では、多くの人々が協力して自転車を改良し、新たな記号として魅力的な対象を示すことができました。これが社会的な記号として共有され、国際競技としての地位を獲得しました。この場合、脳の外での改良が脳内での記号化に影響を与えています。

ひらめきを生み出すためのスキル

脳は非常に多くの細胞で構成されており、様々な組み合わせが可能ですが、意味のわかる情報表現であり、かつ意識がアクセスできる情報表現はごくわずかです。また、脳内の情報は分散しており、関連性を持たない情報やクラスターも多数存在します。これらの要素が、ひらめきがどのように生まれるかに影響を与える要因となっています。

安静時の脳活動において、ＤＭＮ（デフォルト・モード・ネットワーク）は記憶の再編成や情報処理に関与しており、ひらめきにも重要な役割を果たしています。ひらめきは日常生活でよく経験する現象であり、問題や矛盾に対するひらめきはその重要性に応じて高いレベルに達することがあります。しかし、ひらめきを特定の方向に導くためにはスキルが必要です。

ひらめきは多くの場合、偶然的な思いつきや出会いから発展し、一つのアイデアや問題から多くの派生的なアイデアや可能性を生み出す能力で、ＤＭＮが新しい情報や関連性を探り、創造的なプロセスに関与しているとされています。ＤＭＮは脳のハブとして機能し、情報を関連付けたり新しいネットワークを形成したりする役割を果たします。

ただし、単に派生的な可能性だけを生み出しても、一つの結論や表現には結びつかないことがあります。ひらめきは発散と収束のバランスから生まれると考えられており、脳の専門的な領域がこれに協力しています。執行系ネットワークは新しいアイデアやルールの策定、計画、推論に特化しており、絞り込む役割を果たします。これらの絞り込みの結果が意識化され、外部表現に翻訳されます。想像の際には内向きの注意が、外部表現の際には外向きの注意が重要です。

したがって、ぼんやりとした絞り込みは脳のネットワーク内で相互に連携し、新しいアイデアや関連性を創り出すプロセスに寄与します。この連携によってひらめきが形成され、新たなアイデアや解決策が生まれるのです。

3　国際比較から見たひらめき脳の課題

ひらめきは脳全体の活動に関与し、ＤＭＮを含む異なる脳ネットワークの相互作用から生まれると考えられます。したがって、脳をバランス良く使用することが重要です。

国際的なデータによる比較を通じて、異なる国々の教育や社会状況がひらめきにどのように影響するかを理解することができます。以下は、ＰＩＳＡの国際学力テスト、自尊心と社会的孤立、世界価値観調査についての考察です（図2）。

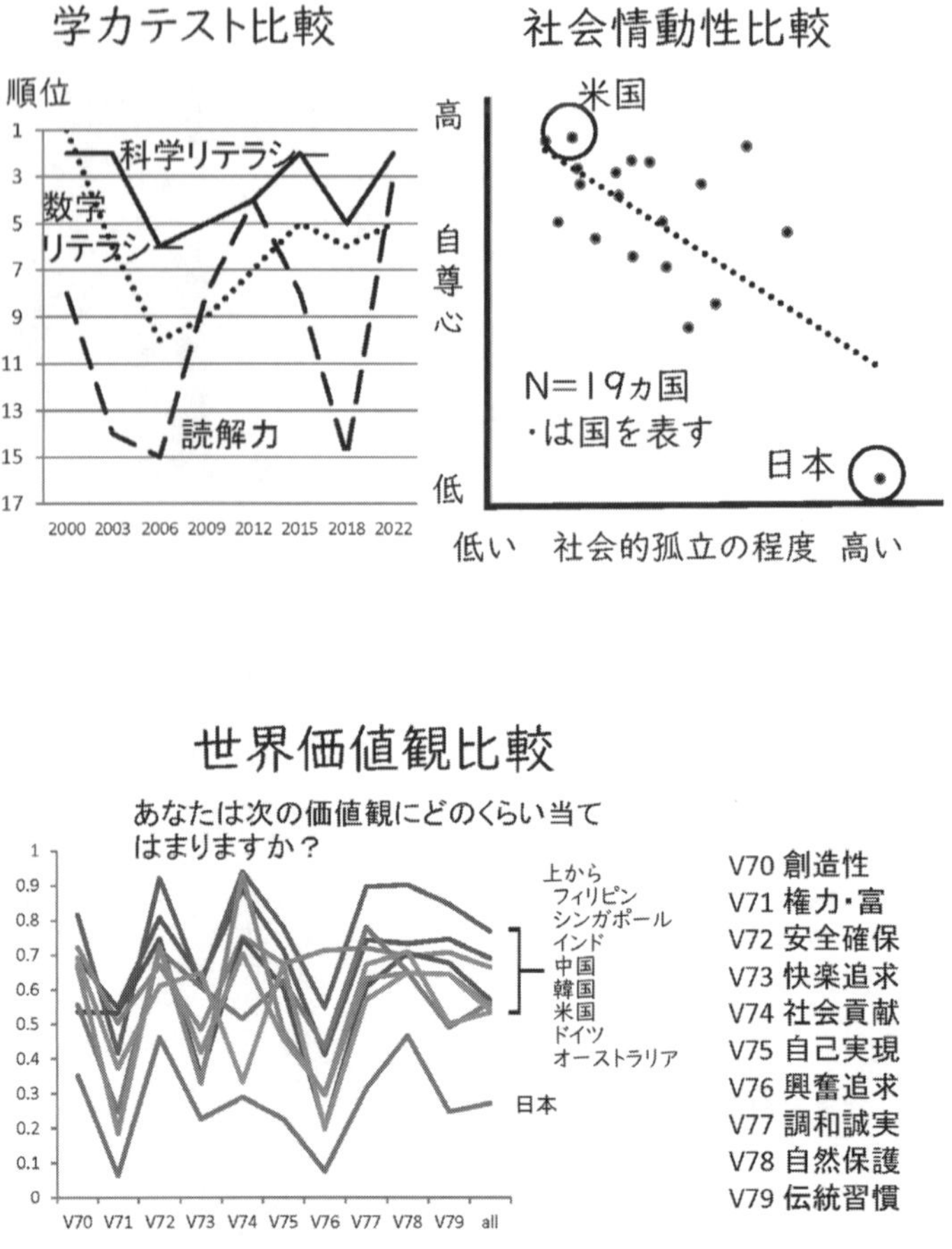

図２　PISA の学力の国際比較、OECD の社会的孤立とエトアニア大学の自尊心の国際比較の調査を組み合わせた相関関係、シュワルツの世界価値観比較は、日本が、学力ではレベルが高いが、社会情動性は低く、各種価値観における関心の低さは特徴的。

日本人は「社会情動性」が低い

ＰＩＳＡの国際学力テストは、認知機能に焦点を当てており、調査対象の国の中で日本は高いランキングを保っています。一方、自尊心や社会的孤立は社会情動性に関連しており、参加国の中では低い評価が多いことが示されています。また、世界価値観調査は価値観に関する評価を提供し、調査対象の国の中で日本は最低水準に位置しています。

この結果は日本の国策にも一致しているのでしょう。すなわち科学技術を非常に重要視しており、学力テストにおいては確かに高いスコアを維持しています。しかし、自尊心や孤立孤独、価値観というような尺度は社会情動性に関わります。社会情動性は個人ごとに異なりますが、認知と異なりひとつの尺度で優劣をきめるというより、多様性にこそ意味があります。そのために一律に評価することが難しい側面があります。このように学力テストのような点数化が難しい領域であるため、その醸成に日本は苦労していると言えます。

前頭前野には外側、内側、眼窩《がんか》の３つの領域があり、それぞれ認知、社会情動、価値観形成と異なった機能に関与しています。したがってＰＩＳＡの上記のテストの結果は、前頭前野の各領域の活動を反映したものと考えられます。認知は前頭前野外側の機能を反映していそうです。孤独や自尊心は社会情動性で前頭前野内側の働き、価値観は前頭前野眼窩部の働きを反映していそうです。

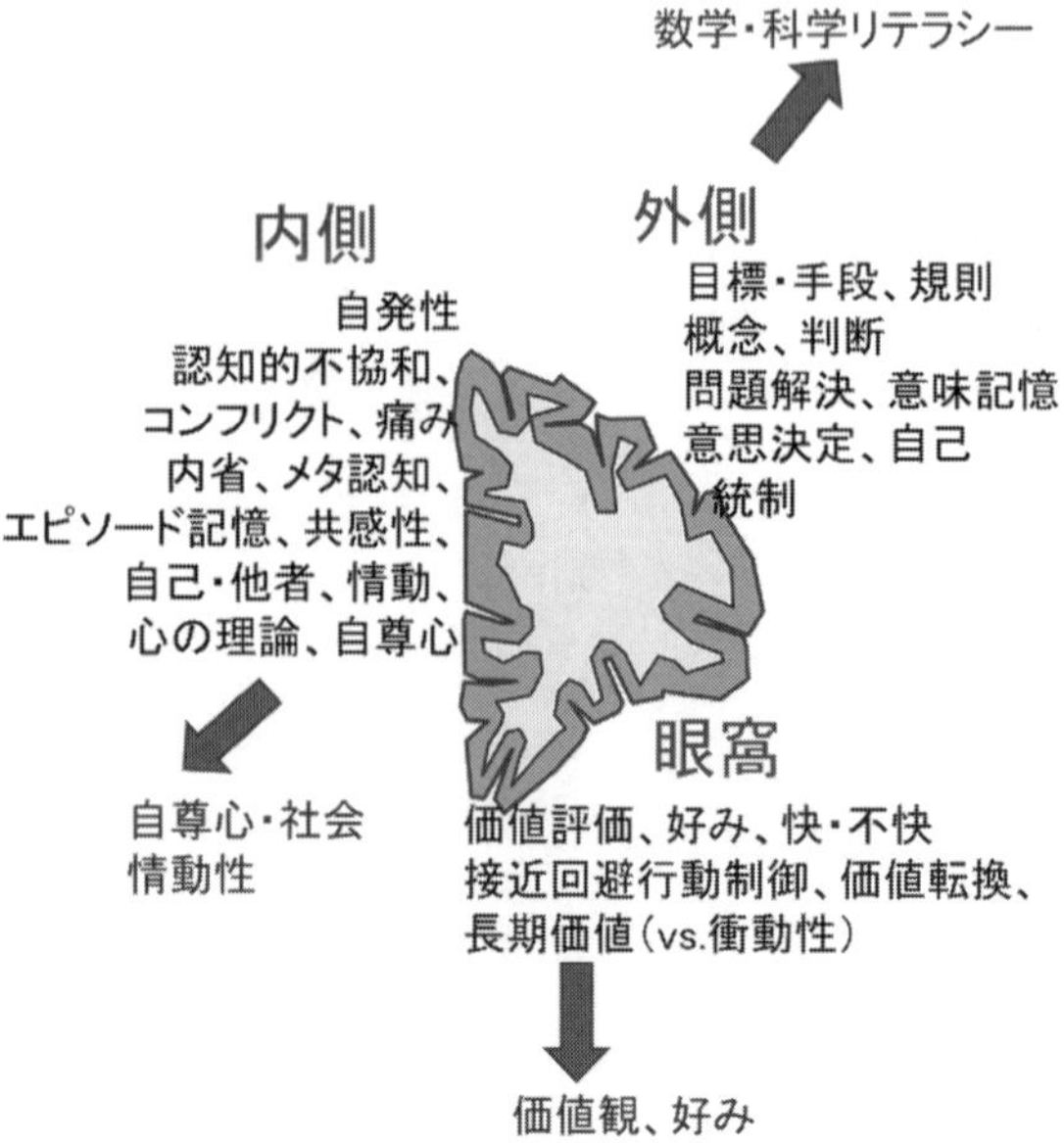

図３　前頭前野の３つの区画は、それぞれ外側、内側，眼窩の３つの領域に分かれており、働きも異なっている。

大脳皮質の成熟は領域によって差があります。前頭前野は成熟が遅く、青年期にまでかかっています。しかし後頭葉、側頭葉、頭頂葉、前頭葉の後ろの領域は成熟は早く、感覚運動やある程度の認知機能は乳幼児期に基盤が整います。しかし、前頭葉、特にその前方の前頭前野は青年期にまでかかって、ゆっくりと成熟します。個別の機能は成熟していても、青年期に一人の人間として成熟するには、高校や大学の時期の生活の過ごし方や学びが重要な役割を果たします。

ひらめきには、これから解説するように多様な働きを持った脳の部分が互いに連携することが不可欠です。そのため、青年期に個人の認知能力だけでなく、社会情動性も育むことができれば、ひらめきの経験を増やすことに寄与するでしょう。

第2章　夢の話

1　夢とひらめき

DMN（デフォルト・モード・ネットワーク）は、休息時の脳活動と密接に関連しています。安静時も脳は活発に活動しています。そしてぼんやりと何かを想像することも、ひらめきにとって非常に重要とされています。ところで、私たちが眠っているときの脳はどうなっているのでしょうか？

実は睡眠中も脳は休んでいるのではなく、様々なネットワークを自由に探索していると考えられています。さらに睡眠についての研究から、ひらめきのメカニズムについて新しい視点がもたらされています。

睡眠中のひらめきの例

有名な例は、化学者ケクレがベンゼンの構造に関するひらめきを得た逸話です。１８６５年、ケクレは６つの炭素原子で構成されるベンゼンの構造に頭を悩ませていました。彼は知っていたことが一つあり、それはこれらの原子すべてが同じ振る舞いをするということでした。通常の線状の連鎖ではこの条件を満たせませんでした。しかし、ある日彼が暖炉の前で昼寝をしていると、夢の中で原子が踊り、そしてヘビのように巻きつく姿を見ました。その中の一匹が自分の尾をくわえて回り始めたその姿から、ケクレはベンゼンのリング構造を思いつきました。

ケクレの例以外にも、夢が偉大な発明や作品のインスピレーションとして役立った例は数多く存在します。

ミシンを発明したエリアス・ハウは、効果的な機構の設計に苦慮していました。しかし、ある夢の中で先端に穴の開いた槍を使う集団に捕まるシーンを見ました。この夢をきっかけに、ハウは針の先端に目を設けるアイデアを思いつきました。

同様に、ロシアの化学者、ドミトリー・メンデレーエフは元素の体系的な整理に悩んでいました。そんな連日の研究に疲れ、つい寝落ちしてしまった時に夢を見たそうです。夢の中で、記号の並んだ不思議な表の夢を見ます。その一連のイメージから元素周期表のアイデアを得たというのです。

ビートルズの「Yesterday」という曲も、ポール・マッカートニーの夢が起源とされています。彼は夢の中でこのメロディーを聴き、目を覚ました後すぐにそれをピアノで再現しました。しかし、作曲した本人のポール・マッカートニーはしばらくの間、自分で書いたという実感がありませんでした。おそらく無名のスタンダード曲なのかなと思い、会った人みんなに演奏しては聞いたことがあるかどうか尋ねて回りました。結果として誰も聞いたことがなく、彼は自分の作曲として発表し、後に世界中で愛される名曲となりました。

夢の中でのひらめきの秘密

夢はその時のその個人の内面的な世界を反映するもので、しばしば物語のような形で現れます。DMNは自己の認識や物語理解に関わるので、夢が物語の形で、自分に関する何かを表すためのものであっても不思議ではありません。

人の心には自分でもアクセスできない無意識の自己があり、意識してはいないが、心理的な情動を抑えていることがあります。睡眠中の夢の中では、その情動的な内容を直接的に表現することは少ないですが、比喩的に表現されることがあります。夢は、抑圧された過去かもしれないし、可能性ある未来を象徴的に見せてくれているのかもしれません。したがって夢を解釈することで、何らかの自己理解のひらめきに利用しようとすることは不思議なことではありません。

夢の中にひらめきの秘密があるとすると、夢のどんな側面が関わるのでしょうか？

睡眠の中で夢を見る時期として、レム睡眠が知られています。レムとは急速眼球運動（Rapid Eye Movement）の略で、ＲＥＭ睡眠とも呼ばれます。レム期の脳活動は通常、記憶に残らず、その意味や重要性を意識的に感じることは難しいですが、この時期の脳活動を理解することはひらめきの基盤を理解する手がかりとなる可能性があります。

レム睡眠は、ハンス・ベルガーによって開発された脳波計測技術と、筋電図および眼球運動の同時計測によって特徴づけられました。この睡眠期間において、姿勢制御に関連する筋肉の活動が停止し、急速な眼球の運動が周期的に発生することが報告されました。また、脳波の観点からも、レム睡眠中には覚醒時と同様に活発な脳活動が見られ、筋電図は一時的に停止し、急速な眼球運動があることが特徴とされました。この急速な眼球運動から、レム睡眠は急速眼球運動（Rapid Eye Movement）睡眠とも呼ばれ、約90分ごとに周期的に現れることがわかりました。

さらに、ノンレム睡眠（レム睡眠前の深い眠り）とレム睡眠を比較すると、ノンレム睡眠中に目覚めて夢の内容を詳細に語ることができる割合はわずか７％でしたが、レム睡眠から目覚めると、80％もの人が夢を詳細に報告できることが明らかになりました。つまり、夢はレム睡眠中に特に多く見られることが示されました。

レム睡眠の特徴

レム睡眠は生理学的に特異な状態ともいえ、以下の点がその特徴です。

自律神経の変動が大きく：レム睡眠中は心拍数、血圧、呼吸数などが大きく変動します。これは通常の睡眠時とは異なり、身体の自律神経系に大きな影響を与える特徴です。

筋肉の緊張の喪失：レム睡眠中は脊髄の運動細胞が抑制される結果、筋肉の緊張がほぼ完全に失われ、麻痺に近い状態になります。このため、たとえ運動している夢を見ても、実際には身体は動かず弛緩したままです。

脳内の活動：レム睡眠中には、脳幹から大脳皮質に向かって賦活化する信号が送られます。その結果、大脳皮質の活動が活発になります。速い目の動きに関連して、視覚野等の領域が脳幹から信号で活性化しつつ、一方では前頭前野と呼ばれる部分の活動が低下し、脳のデフォルト・モード・ネットワーク（ＤＭＮ）と呼ばれる自己関連の思考や記憶に関連する脳のネットワークが活性化します。これにより、夢の中での異なる体験や情報が結びつく可能性が高まります。

化学物質の分泌：レム睡眠中は、通常の睡眠時とは異なり、ノルアドレナリンやセロトニンなどの脳内の化学物質の分泌が停止または低下します。これが、夢の内容や経験に影響を与える要因の一つと考えられています。

総括すると、レム睡眠は外界から遮断されつつも、脳内での活動が非常に活発な状態であり、特異な生理学的特徴を持っています。この特異な状態が夢やひらめきに関連しており、脳の活性化と情報処理が、物語やイメージとなって展開し、いわば自生思考として、意識下での随意的思考とは異なった形式の思考を繰り広げています。

2　ひらめきの可能性を探索する過程としての夢見

レム時期の覚醒時にまさるとも劣らない自発的な脳活動は、全くランダムな活動なのでしょうか？

実はレム期の脳の活動は、覚醒時の安静時の活動に似て、デフォルト・モード・ネットワーク（DMN）が活動しています。したがってレム期は自発的な思考とでも言うべき状態を形成していると考えられます。これらの活動は基本的には自発的な思考、マインド・ワンダリング、心の徘徊として知られており、意識に上らないことが多いものですが、自発的な思考の一形態とみなすことができます。夢は、このような自発的な活動が視覚的体験や行動となって感じられ、脳の中の様々な部位を活性化させながら記憶処理や探索活動にも関わることが示唆されます。

睡眠時の情報処理

覚醒時には、体験がまだ正確な意味理解を伴っていない情報でも、新規なイベントであればとりあえずは記憶されます。また、体験を言語やイメージとして記憶できても、他のすでにある記憶との整合性や関連性が記号化できているかは定かでありません。そのため、ある経験をした後、その経験をさらに深く処理するために、覚醒時であってもぼんやりしたりしますが、睡眠でレム時期になることは、記憶の整理や関連性の探索に関連していると考えられています。これらのプロセスは、私たちの知識や経験を整理し、新しいアイデアや洞察を生み出すために重要な役割を果たしています。

睡眠の中でも、ノンレム睡眠とレム睡眠とでは情報処理の流れは異なり、さらに覚醒時期とも違います。覚醒時期には情報は大脳皮質で処理され、海馬へと向かいます。しかしノンレム期になると、海馬から大脳皮質への逆の流れも現れて記憶が固定されます。一方、レム睡眠は皮質内で新しい結合を生み出す役割があると考えられています。海馬に依存しないで大脳皮質内でおこる記憶としては「プライミング」という現象が知られています。これは、ある刺激を経験した後、それに関連する次の刺激の処理が影響を受けることを指します。無意識の中で行われるため、「暗黙的記憶」とも呼ばれます。

プライミングは、物事を知覚する際や、その意味を解釈する際に起こることがあります。知覚的な部分は特定の大脳皮質で、意味的な部分は側頭連合野などで処理されます。最終的に、プライミングの効果は、その人がこれまでにどんな経験をしたかや、どんな意味を持っているかによって変わることがわかります。

驚くべきことにレム睡眠時の脳は、関連性の低い結びつきを重視することが意味プライミングの研究から明らかになっています。

実験では「意味的プライミング」という認知テストが使用されます。このテストでは、意味のある単語と意味のない文字列がディスプレイに表示されます。被験者は、「単語」か「非単語」のキーを押します。しかし、特別な要点があり、表示される単語や文字列の直前に、０・２５秒間だけ別の単語が表示されます。この直前に表示される単語を「プライム」と呼び、その後に表示されるものを「ターゲット」と呼びます。プライミングとターゲットの間の関係によって、被験者の反応時間が変わることが確認されています。

実際の結果を見てみると、被験者が「wrong」に反応する時、直前に表示された単語が「right」の場合の方が「thief」よりも速い反応を示しました。さらに、直前の単語が関係のない「prune」という単語の場合、反応はさらに遅くなりました。

興味深いことに、日中のテストでは「right」のプライミング効果は「thief」の3倍でした。しかし、レム睡眠の直後にテストした場合、関連性の強い単語のプライミング効果が90％低下した一方、関連性の弱い単語の効果は2倍以上に増加しました。この効果の違いは8倍以上という大きな差で、レム睡眠がプライミング効果にどれだけ影響を与えるかが明らかになりました。しかし、ノンレム睡眠の後のテストでは、この現象は見られず、覚醒時の効果と同じでした。

夢は脳の創造性や問題解決能力を向上させる場

日常の強い連合関係が弱まり、逆に弱い関係が強化される現象を説明する際、スティックゴールド（Robert Stickgold）らは『夢を見るとき脳は――睡眠と夢の謎に迫る科学』の中で、「脳が可能性を求めて脳内ネットワークを探索している過程」というモデルを提唱しました。このモデルは「Network EXploration To Understand Possibilities（可能性理解のためのネットワーク探索、NEXTUP）」と呼ばれ、本書では「脳内探索モデル」と呼びます。

脳内探索モデルNEXTUPでは、夢は睡眠に依存する一種の記憶処理形式であると考えられています。夢は、従来の記憶から新しい知識を抽出する独自の働きを通じて、これまでに未開発であった弱い連想を発見し、強化します。具体的には、最近の出来事や議論、小さな心の気がかりなど、新しく記憶に取り入れられた情報がある場合、脳は関連の薄い他の記憶を検索し始めます。これらの記憶には、同じ日の出来事から古い出来事まで含まれます。そして、これらの記憶を一つの夢として展開させ、通常では思いつかないような新しい結びつきを探ります。夢は意外性に富み、創造性と洞察に満ちており、有用な連想を探し出し、強化して、その気づきを夢という形で提示します。これが脳内探索モデルＮＥＸＴＵＰの基本仕組みです。記号学的には、記号、対象、解釈を柔軟に組み替えたり、関連付けたりすることに該当するでしょう。

覚醒時の脳は一つの正解を求める思考プロセス、すなわち絞り込む思考「収束思考」を用いて情報から論理的な判断を行う傾向が高い。しかし、睡眠中、特にレム睡眠中の脳は、通常は関連が薄いとされる事柄間の新しいつながりや可能性を探求する「拡散思考」を行います。これが夢です。

夢では、日中の出来事や思考の断片が混ざり合い、新しい、独創的なアイデアが生まれることがあります。覚醒時には考えられないような可能性やアイデアが、夢の中で形を成すことができます。

要するに、夢は私たちの脳が新しいアイデアや洞察を探求し、創造性や問題解決能力を向上させる場となりえます。覚醒時には見過ごされがちなアイデアも、夢の中では価値が認められ、深く探求されるのです。

３　夢の中の自分とひらめき

夢の中では、私たち自身が主役として登場することがよくあります。これは、夢が自己認識や自己理解の場ともなるからです。覚醒している時、私たちは周囲の出来事に忙殺され、自己について深く考える時間がないことが多い。しかしその一方で、自己について理解することは、私たちが世界とどのように関わっていくかを知るためにきわめて重要です。

睡眠中、特に夢を見ている時、私たちの脳は自己と世界についての深い理解を試みます。夢の中で、私たちは自分自身と世界との関わりを第一人称の視点で体験し、夢の世界が私たちの思考や感情、行動にどのように影響するかを探求します。

結局のところ、夢は私たちが自己と世界についてより深く知る場となりえるのです。このプロセスを通じて、私たちは自己理解を深め、新たな自己認識を得ることができます。

夢の中の情動

レム睡眠夢には情動が重要な役割を果たしており、多くの研究でその特徴が明らかにされています。情動と夢に関連する十数件の研究を調査した結果、自分の見た夢に情動が伴っていたと評価する人は、70％から１００％に達していることが示されました。さらに、情動と夢の関連性については以下の４つの特徴があります。

第一に、夢の中で情動を経験することが一般的であり、特に物語的な構造を持つ夢ではこの傾向が強調されます。

第二に、夢全体では肯定的な情動と否定的な情動がバランスよく存在しています。つまり、夢はさまざまな感情を包括的に表現しています。

第三に、夢を文章で表現する際、情動を適切に表現することが難しいことがあります。夢の情動はしばしば言葉には表せないほど複雑で多層的なものであるため、説明が難しいことがあります。

第四に、夢の中の情動は一般的に強くはなく、夢にはその瞬間の物語や状況に合わせた感情経験が含まれていますが、全体的な連続性はあまり見られません。夢には感情や情動が断続的に存在していることが一般的ですが、それらが一貫性を持って結びついているわけではないことが多いのです。

夢は、私たちの感情や個別の経験が反映される物語を含みます。これは現実の問題を解決し、思い出を整理する手段です。ＤＭＮはこの物語生成に中心的な役割を果たしており、夢で新しいアイデアやシンボルが生まれる原因となっています。

夢におけるシンボル化

しかし、夢は常に過去の事実を正確に描写するわけではありません。夢の中の物語はよく断片的で、連続性が欠けていることがあります。夢の中で脳は情報を再構築し、新しい物語やシンボルを生み出します。このプロセスを通じて、新しいひらめきやアイデアが生まれます。

夢は、直接的ではなく、多くは隠喩を通じて私たちの日常生活や経験を表現します。これにより、夢のシンボルやイメージを解釈することで、新しい洞察やひらめきを得ることができます。また、夢は「換喩」という、一部を取り上げて全体を表す方法も用います。これによって、夢の中で一つのオブジェクトが、多くの関連するアイデアや概念を象徴することがあります。

夢の中での脳の働きは、脳内探索モデルＮＥＸＴＵＰという手法によって、私たちが直面する問題に対する新しい解決策を見つける手助けをします。これは、感情的な記憶から細部を除去し、また隠喩や換喩を使って情報を変換したり、圧縮したりすることで行われます。これにより、過去の辛い記憶が軽減されたり、新しい意味が生まれたりします。このプロセスでは、過去の経験から学び、それをどう利用するかを考えます。

しかし、すべての夢が有益とは限りません。特にＰＴＳＤ患者などが経験する悪夢は、この脳内探索モデルの機能がうまく作動しない結果として繰り返されることがあります。レム期の夢の中で、感情的な記憶を和らげたり、新しい意味を見つけるプロセスがうまく行かないため、悪夢は繰り返されるのです。

夢を利用する試み

実際に夢を見た人がこれをひらめきの源として利用できるのでしょうか？

このような目的のために、ドリームワークという手法が導入されています。これは、セラピストとともに夢の内容を詳しく探求し、新しい洞察を得て行動に移すことを目指す治療法です。

クララ・ヒルのドリームワークの認知‐経験モデルは、「探究」「洞察」「行動」の３ステップで、夢から得る洞察を解明します。

探究では４つのステップ（描写、再体験、連想、覚醒時のトリガー）があり、夢の中の印象的な映像を選び、療法士とともにそれに関連する感情や連想、そしてその映像がもたらす日常のトリガーを探求します。

次の洞察では、この情報を使って夢の意味を深掘りし、夢と現実生活との関連や、夢の中で示される可能性のある深い心の葛藤を探ります。

最終の行動のステップでは、夢からの洞察を基に、実生活でどのような行動変更が必要かを検討し、療法士と一緒に新たな行動を模索します。ヒルのモデルは、夢の意味ではなく、個人の洞察の重要性を強調し、それによって自己理解が向上し、治療が促進されます。また、他人と夢を共有することで新たな発見が生まれたりします。逆に夢に働きかけるイメージリハーサル療法（ＩＲＴ）では、夢のいわば編集者としての自分への働きかけを行い、自己変革を目指します。

夢は、私たちの脳が自律的に行う無意識のプロセスを映し出しており、内容は非常に豊富で多様です。いくつかの科学的発見は、夢や無意識の過程の特徴を明らかにしつつあります。しかし、夢はまだ十分科学的に解明されたとは言えません。それは脳の中でも意識のアクセスできない深い部分での活動を反映するからです。

睡眠中に探索された多くの可能性は、覚醒時に直接記憶として意識されることはありません。これは、一晩で探索されたものをすべて記憶すると、脳が情報過多になるからです。しかし、夢は毎日私たちに新しいひらめきの種を植えているかもしれません。

第3章　ひらめきはホット？　クール？

1　ひらめきに影響する情動因子

ひらめきの前後では、強い情動をともなっていることが多くの事例で報告されています。たとえば、ヘレン・ケラーの場合、ひらめき以前は、サリバン先生とのよくわからない指の動きによるやり取りがあり、意味もわからず悶々とした時期がありました。そしてひらめきの瞬間には、「光と希望を与えた」と非常に高揚した気持ちの表現をしていました。同様に、エリザベス・ギルバートの例でも、激しい情動的で生理的な反応があったと述べられています。

ひらめきとポジティブな情動

このように、ひらめきの瞬間は多くの場合、ポジティブな情動を伴います。ただし、この関係はそれほど単純ではないようです。ひらめきの瞬間とポジティブな情動の関係は、前者から後者が生まれるということもありますが、むしろ後者から前者が生まれる可能性が示唆されています。つまり、私たちは、ポジティブな情動から、より豊富なひらめきを生み出すようなのです。

ポジティブな感情の度合いが高まれば、あらゆる仕事上の結果が改善されることが明らかになっています。ポジティブな状態の人はネガティブな状態の人よりも31％生産性が高く、販売などの仕事でも37％成績が向上し、ネガティブやニュートラルな状態ではなく、ポジティブな状態の時に医者は19％早く正確に診断できるようになります。これらのことは「ひらめけばポジティブになれる」のではなく、「ポジティブな心にはひらめきが訪れる」という逆転の法則が成り立つことを示しています。現状に対してポジティブになることさえできれば、脳はより熱心に、速く、知的に働き、その結果としてより成功するようになります。

情動体験の三つの過程

情動は、どのような仕組みで私たちのひらめきや関連する思考過程に影響を与えるのでしょうか。

パンクゼップの理論（Panksepp, 1985）によると、情動体験は一次、二次、三次過程の大きく三つの過程から成り立っています。

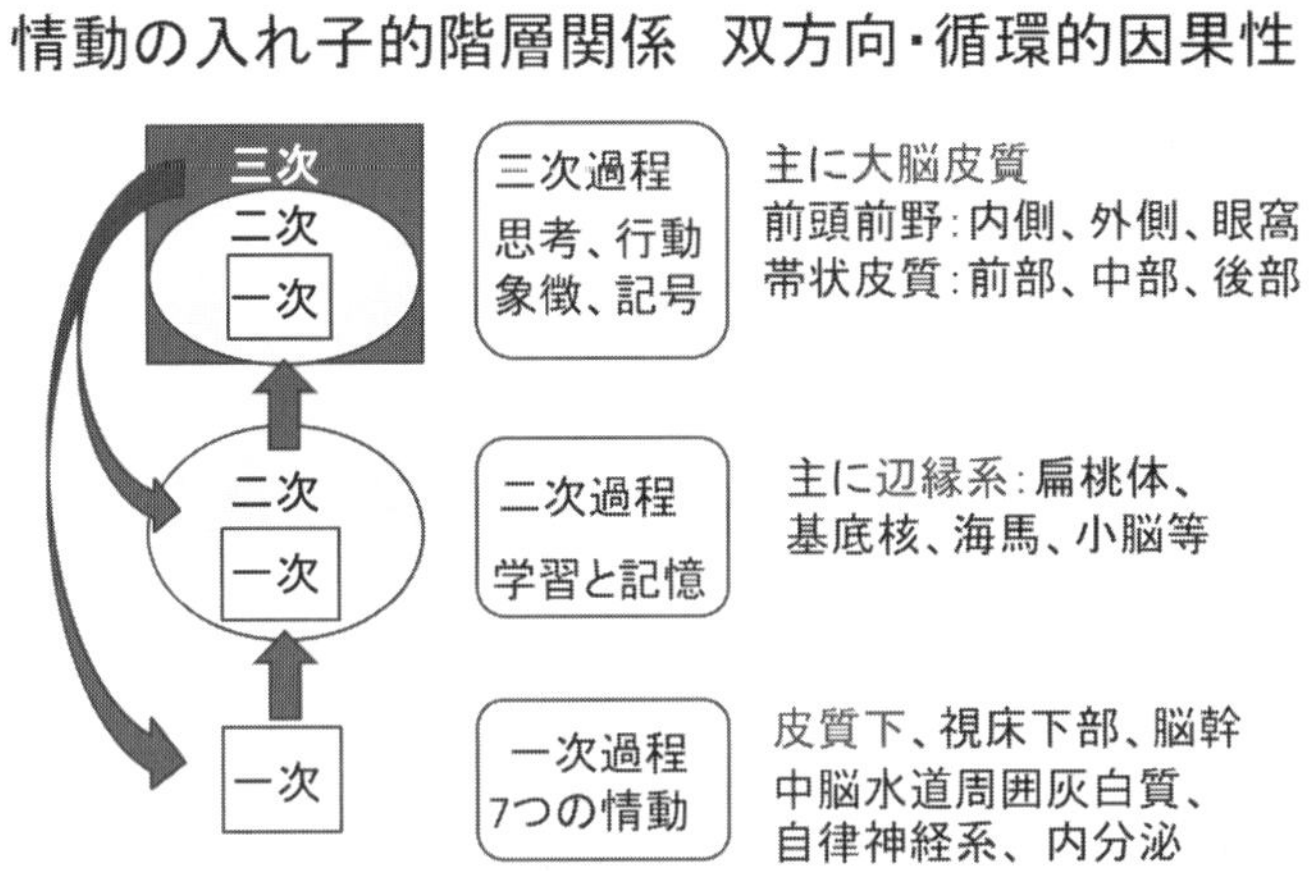

図４　情動の３つの階層は双方向的であることに注意。大脳皮質での情動的言語表現もより低次の階層の情動過程に基盤を持ち、さらには身体に基盤を持つ。

まず最初の一次過程では、私たちの脳が本能的に生み出す「生の情動」が形成されます。食事などの報酬に対してはポジティブな情動により副交感神経系が活動し、身に危険を感じたら、交感神経系が活動して、逃げたり、戦ったりという反応が誘発されます。これは実際には意識には上らないが、身体の反応を含むレベルです。

次に二次過程では、情動が環境の影響を受けて、学習や記憶により外界に適応するように変化する場となります。音がなると餌がもらえるなどの条件付けや、音がなると電気ショックが与えられるなどはこの過程の学習です。この過程には辺縁系や基底核など、皮質下の様々な部位が関わっています。二次過程は、一次過程と次の三次過程、すなわち大脳皮質の高次の精神過程と脳幹の生の情動を繋ぐ役割を果たします。

三次過程では、私たちが経験から学び取った知識や思考を意識化することができるようになります。ひらめきはこの三次過程に属すると考えられます。大脳皮質は、記号、すなわちある情報がどんな対象を表現し、どんな意味があるかを、細かく階層的に、分散的に表現しています。しかし、自分たちが日常で意識できるのは、ほんの一部でしかありません。

これらの過程を通じて、私たちの情動は刺激と反応を結びつけながら学習する暗黙的な長期記憶となり、さらに三次過程により、一部を意識化、言語化できるようになるので、柔軟な応答や記憶から将来起こりうる情動を予測することができるようになります。三つの過程は階層的に異なりますが、連携して作業することにより複雑な記憶や予測ができるようになります。

ひらめきは、これらの過程をすべて総動員して、あらたな記号関係が三次過程の中に創発して、それが意識化されたものとみなすことができます。意識化され、表現することができれば、アルキメデスの例のように、他者と共有することができる可能性もあります。もしそれが、ヘレン・ケラーのようにその人自身のことであれば、内にとどまるだけかもしれません。そのひらめきの生産物が創造性として集団の中に認められるには、社会の評価が必要なのかもしれません。三次過程の大脳皮質はきわめて複雑ですので、新たな記号表現がどのような感覚、運動、情動、認知、価値、行動などに関わるかは、もう少しあとの章で述べたいと思います。

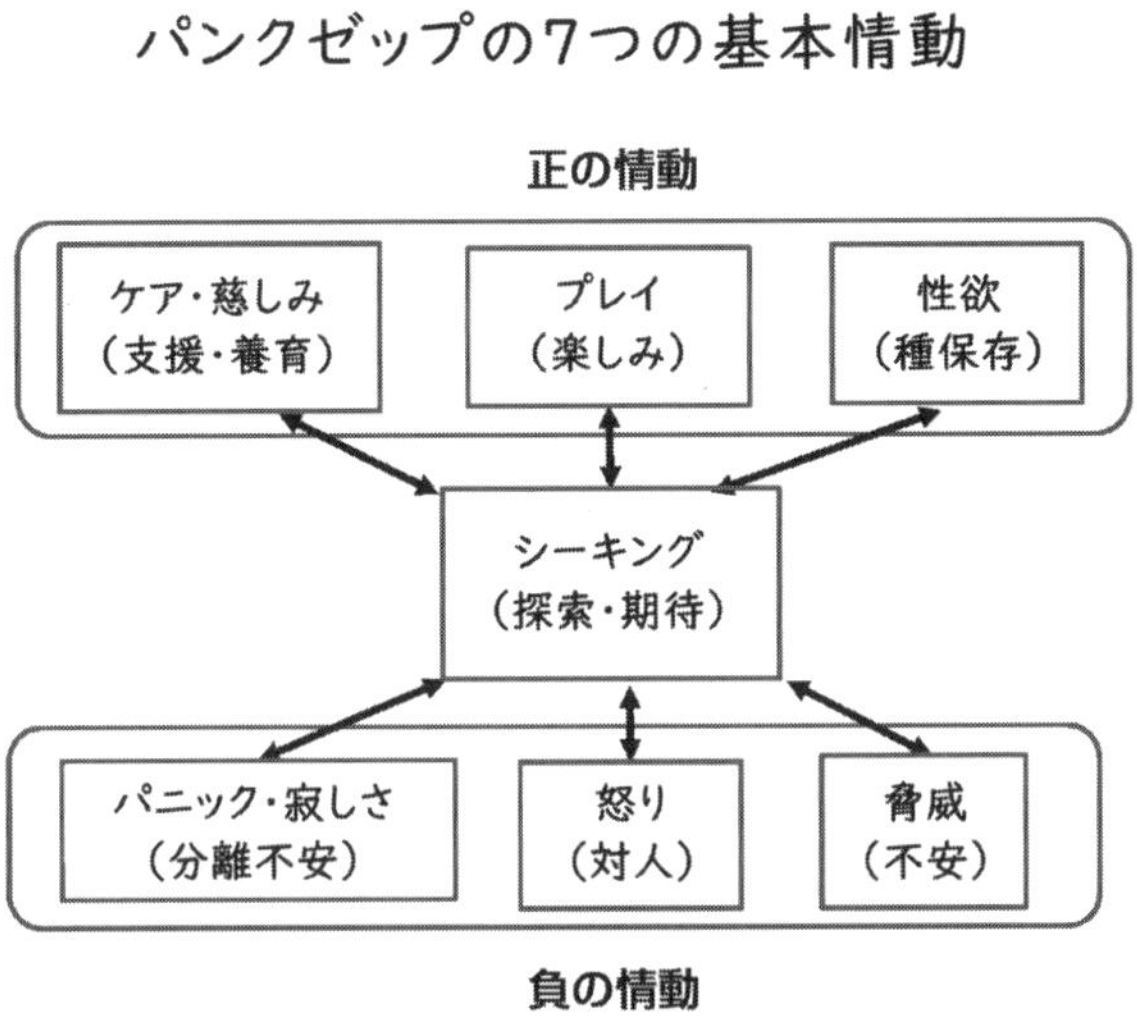

図５　パンクゼップの７つの基本的情動システムは、シーキングと呼ばれる探索・期待システムをコアとして正の情動３つ、負の情動３つにわかれる。

情動からひらめきへ

三つの中でも特に一次過程は、哺乳動物の脳の古い部分に属して、七つの主要な感情（情動）システムが存在します。ポジティブなものとしては「希求・期待」システムSEEKING/expectancy、「性的興奮システム」LUST、「養育」CARE、「社会的喜び」システムPLAY、ネガティブなものとしては「不安」システムFEAR、「怒り」システムRAGE、「悲しみ」システムPANIC/GRIEFが挙げられます。

この中でも、「希求・期待」システムは特に中心的な役割を果たすと考えられています。なぜなら、このシステムはポジティブな感情とともに、探求心や欲求という動機付けの気持ちを生み出すからです。そして、他の情動も基本的にはこの希求・期待システムと連動して働くことが多いのです。この「希求・期待」システムの基盤としてドーパミンが作用しており、睡眠中のレム期の夢見の時にも活動しています。しかし、セロトニンやノルアドレナリンなどの神経伝達物質は、覚醒中にはドーパミンと共に活性化していますが、睡眠中のレム期になると休んでしまいます。ドーパミンはレム期にも活動しており、脳内の探索活動を活発に保ちます。

二次過程は、辺縁系や基底核など、皮質下の様々な部位が含まれ、脳幹の一次過程と大脳皮質で構成される三次過程を関連づける重要な要素です。一次、二次過程は、必ずしも意識には上らないのですが、三次過程は大脳皮質特に言語など高次の活動に関わり、意識でアクセスできる点が大きな特徴です。情動の三過程のモデルは、人の高次の情報処理に関わる言語や記号と、非言語的な情動とを結びつけるための鍵となる構造と言えます。

ただし、現実のすべての経験が完璧に記号化されるわけではありません。例えば、トラウマやさまざまな情動記憶は、情動的な意味が一次過程、二次過程に依存しつつも、大脳皮質の三次過程との間に解離ができて理解できずに中途半端に記憶として形成されることもあります。

睡眠中のレム期には、一次過程から二次過程そして三次過程へと脳が、いわば内側から活性化している状態です。その結果、三次過程の言語を含む高次の表現や知的活動と一次過程、二次過程の非言語的な情動システムとの連携を探求しているともいえます。

覚醒期は、一般的に大脳皮質、特に前頭前野が、皮質下の一次過程、二次過程を皮質の制御下にしようと抑圧的になっていると考えられます。ただ、覚醒中であっても前頭前野の活動が低下してぼんやりしている時や、睡眠中のレム期には、皮質からの抑圧が取れて、脳内の弱い関連性も活性化します。睡眠中の脳内探索をするシステムＮＥＸＴＵＰは、覚醒時期でもぼんやりしている時には同様の探索活動をしている可能性があります。

情動の中でもポジティブな側面に関わる「希求・期待」システムは、ネガティブな情動システムともポジティブな情動とも一緒になって、解決の可能性を探求しています。その情動が導く一次過程から二次過程や三次過程に影響を及ぼし、ひらめきを生み出す原動力になると考えられます。

情動の三つのレベルのモデルは、言語や記号に意味を与える上できわめて重要な役割を果たしています。人は環境や対人関係の中で、例えば脅威を感じると、情動の一次過程が発動し、さらに二次過程である辺縁系と連携して、大脳皮質の適切な部分に情報を記憶として保存し、将来の予測に影響を与えます。経験は、情動とともに大脳皮質に記号として蓄積されます。言語化や記号化が行われると、これらの情報は意識的に制御しやすくなります。

トラウマやさまざまな記憶は、意味を理解できずに無意識の中で探求し続け、言語や高次の表現を求めて、静かな瞬間や睡眠中でも日夜活動し続ける可能性があります。

この情動の階層構造は双方的です。第一過程が第二過程と第三過程に影響を及ぼすと同時に、三次過程が二次過程、一次過程に影響を与えます。したがって働き方は循環的で、どこから活動を開始しても、互いに連携して働くことになります。ただし、うまく連携できないと、本人は違和感を覚えることになるでしょう。したがって、ひらめきは情動に影響を与えるし、また情動はひらめきを生む源泉にもなりうると考えられます。

ただし、情動にはポジティブな側面もネガティブな側面もあります。ひらめきにはどのような情動がどう関わるのか、この後の章で見ていきたいと思います。

2　ドーパミンによるひらめきの光と影

ポジティブな感情がひらめきや認知機能を向上させるなら、その背景にはどのような脳のメカニズムがあるのでしょうか？

希求・期待システム

パンクゼップは、このポジティブな感情のメカニズムを希求・期待システム（シーキングシステム）と呼び、探索と期待に関連する感情であると考えました。具体的には、このシステムはドーパミン系と関連しており、私たちが何かを楽しみにしたり、何かに向かって努力したり、何かから逃れようとしたりするときに、行動や態度にエネルギーを供給する役割を果たします。この希求・期待システムは、報酬を得るための学習だけでなく、嫌悪刺激を避ける学習にも関わります。特に高次の眼窩前頭前野は、報酬刺激にも嫌悪刺激にも関わり、対象の価値判断や動機づけにも関わります。

したがって、学習のプロセスでは、希求・期待システムをどう動かすかが重要です。このシステムは動物を労力を使って探索へと駆り立てます。探索反応は、動物が必要な資源を自主的に見つけるのを助けるだけでなく、危険から逃れるための方法も提供します。

ただし、必ずしもいつも探索することが動物にとってベストでないこともあります。じっとしていることが身を守ったり、待つという判断が動くより大切なこともあります。情動の三次過程に属するたとえば眼窩前頭前野は、報酬に向かうか否か、脅威を回避するか否かなどの判断をしつつ、自己の情動を調節し、衝動性を制御することに関わります。

パンクゼップら研究者たちは、さまざまな経験から各基本情動プロセスの活性化が起こると、それに関連した刺激や情報をネットワーク内に引き込む大規模な脳の動き（学習）を生み出すことが重要であると提案しています。

希求・期待システムは、当初、刺激や行動と報酬の反復的な行動パターンにより学習行動を形成するシステムと捉えられました。この考え方の背景として、ドーパミンシステムを内在する情動系の一つと捉えずに、外から与える「アメとムチ」のアメの部分と捉えます。本人の感情とは無関係の「教師信号」として与えれば、操作次第で、どんな学習もさせられると考えます。学習者は受け身的に報酬を受容する存在とみなす考え方です。初期の行動主義の学習理論は、それを実際の人々の学習に取り入れようとしました。

しかし実態は、希求・期待システムを学習行動に能動的に取り組むためには、まずは活性化することが大切であることが判明してきました。そのきっかけとして、その人の興味や関心、疑問等から発したもっと知りたい、もっとできるようになりたいと思う動機づけであり、この能動的な希求・期待の気持ちです。

希求・期待システムは、アメとムチをあたえる「教師」というより、今風に言えば「ファシリテータ」です。どちらに向かうかは、その人次第なのです。他の情動とも結びついているので、動機づけの源は個人個人で異なり、多様性があります。

ドーパミンの多様な役割は教育者が生徒に向かうときにも重要な違いを生むでしょう。教員の思った方向への学習行動に報酬を与えて、教師の考える正解へとみちびく道具としてのドーパミンの役割をとらえることができます。生徒は正解そして報酬が与えられる限りは、それを求めて懸命に学習します。

一方でさまざま多様な学びへと展開する動機づけの源として捉えれば、正解には至らないかもしれないが、思い思いの方向でひらめきを生み出す自律的で創造的な人間を育てるでしょう。生徒は自らの内的動機づけのエンジンとして、ドーパミンを自ら駆動して自発的にそれぞれの方向へ成長するでしょう。

ドーパミン系の活動は、特に若い脳において、通常活動していないシナプスを特定の脳領域で活性化し、再構築することができます。脳でのドーパミン系の活動は、まだ脳の情報処理に組み込まれていないシナプスを活性化させて、既存のネットワークに参加させ、記号としての意味をもたせる可能性が考えられます。この具体的なメカニズムは、まだ完全には理解されていませんが、情動系の基本回路は、このように低次な脳のシステムが、高次のシステムを駆動することで学習を促進している可能性があると、パンクゼップは推測しています。

このドーパミンの働きにより、希求・期待システムが活性化されることで情動の一次過程と三次過程が連携し、脳を広く巻き込む学習が可能になります。例えば前頭前野で価値や好み、好奇心、さらには疑問等が起こると、この希求・期待システムが動員され、三次過程の大脳皮質から一次過程の脳幹の情動システムへと活性化がすすみます。そしてその後、脳幹の各情動システムは、状況に応じて辺縁系や大脳皮質へと比較的広範囲に活性化の信号が送られ、学習行動へと動員がかかります。

このような過程は夢見のときにも起こっていますが、覚醒時と睡眠時では大きな違いがあります。覚醒時は、ドーパミン以外にセロトニンやノルアドレナリンが出ており、脳の活動をより選択的にします。さらには覚醒時期には前頭前野の寄与が大きく、目標志向性が高く、結果として、夢見と違い全体的に抑制的です。

ドーパミンの負の側面

一方でドーパミンには、負の側面もあります。すなわちドーパミンのもたらす創造性には、精神的な生きづらさも伴うことがあると言われています。一部の人は、このシステムを薬物で増強することで創造性を向上させ、快感を得られると期待しました。しかし、これが薬物依存症を引き起こすことになります。特に外的な原因がなくても、このドーパミン系が何らかの理由で不調和に陥ることはありえます。そうすると極度のうつ病や、過剰な場合は妄想性躁病や偏執性統合失調症のような状態に陥ることもあります。

希求・期待システムは、本来は経験した出来事に新たに意味をひらめいたり、望ましい結果を生むことが多いのですが、場合によっては、異常な意味を付与することがあり、ひらめきが妄想となってしまうことになります。

一次過程の希求・期待システムは三次過程と一緒になって、まだ獲得できていない対象や未解決の課題を探索や期待の対象として形成します。それが「顕著性」、英語では「セイリエンス」とよびます。例えばある食べ物が欲しくなって、一度「セイリエンス」を獲得すると、その関連情報を探索するようになります。もし未解決の問題に関心をもったりすれば、それが「セイリエンス」を獲得して関連情報や解決法を探索するようになります。

ノーベル賞受賞数学者であり精神分裂病患者だったジョン・ナッシュは、地球外生命体からのメッセージを受け取っていると信じていました。彼にとってセイリエンスを獲得していたのはある数学の問題と、同時に地球外生命体だったのです。前者は、彼の数学者としての欲望、熱意、意欲を生みだし、ある種の探究心に火をつけ、素晴らしい数学的な発見にも繋がりました。一方で、同じく地球外生命体の妄想も、彼を長らく、その特別な意味、すなわち「セイリエンス」を生成し、関連する情報を探索し、日々取り組んでいました。これらのことは、創造性と狂気は共存しうることを示唆しています。彼に処方された薬は、ドーパミンの活動を抑えるものでした。ドーパミンは創造性と妄想の源であり、光と影なのです。

このようなドーパミンの特性から、ある対象に本人が「セイリエンス」を付与してしまうと、依存症がなぜ起こるかも理解できます。様々な物質やギャンブルなどの行動などには、一度の「セイリエンス」を獲得すると、容易にそこから離れられなくなり、常にその対象、または行動に注意が向いてしまいます。結果として依存症にいたることがあります。つまりドーパミンの働きは両刃の剣であることは重要な点です。

社会情動性が左右するドーパミンの光と闇

ドーパミンが関わる依存症は闇の側面であり、創造性やひらめきという光の側面はこれと対照的です。しかし、この光と闇は互いに関わり、環境次第でどちらが顕在化するかに影響を及ぼします。

例えば、孤立したケージの中で、ネズミにドーパミンに作用する薬と水を与えると、ネズミはすぐに依存症になります。しかし、仲間と遊べる環境では、薬物を選ぶネズミは少なく、依存症にもなりにくいということがわかりました。

仲間と遊べる環境では、仲間との関係性で社会的な報酬を感じたり、情動も様々な刺激を受けて豊かになるのでしょう。そしてそのような場は創造性を発揮する場にもなっています。ドーパミンの光の部分がその活動を支え、闇の部分は見えなくなります。

一方で孤立ケージでは、探索したくなる社会的環境もなければ遊戯もなく、ひらめきや創造性が発揮される場もないので、ドーパミンの闇の部分として依存症等の精神疾患を生む可能性を高めます。

ドーパミンは希求・期待システムの重要なエネルギー源で、他の情動システムにも影響を与えます。一つの価値や情動に満足できない場合、他の価値や情動に向かうよう働きかけます。孤立化して社会情動的な満足が得られない場合、物質的な満足、すなわち薬物等に走る可能性が高くなる現象を説明しています。これは動物だけでなく人間にも当てはまります。

例えば夏目漱石と芥川龍之介は、ふたりとも精神安定剤を飲むくらい鬱や不安を抱えていました。しかし、ふたりとも創造的な作品を残しています。その作品の中に込めた創造性が、ある種の癒しになっていたのかもしれません。孤高の作家とも言える芥川龍之介は、抱えていた不安を

「ぼんやりとした不安」と表現しました。夏目漱石には、「追跡狂」という診断の記録もありました。それぞれ抱えていた負の面は異なりますし、結末も異なります。芥川龍之助は最後は自殺という形で終わりました。これは薬剤への依存症だった可能性があります。一方で夏目漱石は弟子から薬剤を飲まぬように注意を受け、依存症にはならずにすみました。夏目漱石は常に多くの弟子に囲まれていました。

よって、ひらめきを生み出すためには、多様で豊かな価値観を育む社会情動性を醸成することが重要と言えます。

3　負の情動とひらめき

ポジティブな情動がひらめきを生むことについて説明しましたが、ネガティブな感情、悲しみ、悲嘆、怒り、不安等はひらめきにどのような影響を与えるのでしょうか？

負の情動による創造性の例

フィンセント・ファン・ゴッホは、オランダのポスト印象派の画家で、うつ病や精神病のエピソードを含む精神的な問題に苦しんでいました。さらに、経済的な困難、人間関係の問題、社会的な孤立など、彼の波乱に満ちた人生にも関わらず、あるいはそれゆえに、彼の芸術にはひらめきが感じられ、人をインスパイアする鮮やかな色彩と表現力豊かな筆致で描かれた創造力ある作品が生まれています。

同様に、有名な作品「叫び」で知られるノルウェーの画家エドヴァルド・ムンクは、生涯を通じて大きな個人的損失と精神的混乱を経験しました。母と妹の早すぎる死、そして精神的な健康との闘いの中で、自身の不安、恐怖、実存的な苦悩を力強く描写することで、逆境から生じる激しい感情状態を伝え、また芸術によりそのような逆境に立ち向かっているとも言えます。

負の情動をもちながら創造性を発揮する人々の事例をみると、自己の内に多様性を抱え混乱している人（"messy mind"）は、困難な状態に置かれることでそのエネルギーを創造性に向ける可能性を示しています。困難や生きづらさを抱える人は、高い感受性ゆえに、周囲の混乱や問題を通常以上に感じ取ることがあるかもしれません。他の人から見れば、そのような混乱した人は、精神障害を持っているとか、扱いにくいと感じることもあるかもしれません。しかし実際には、そのようなハンディと思われる制約を、同じ尺度で解決するのではなく、異なる領域で自己表現することにより、ひらめきや創造性に転化している可能性があるのです。

負の体験に伴う情動は、たとえば、トラウマ的な出来事の後では、ネガティブな考えや感情にとらわれ、過去の出来事を繰り返し思い返し心的外傷後ストレス障害（ＰＴＳＤ）に陥ることもあるでしょう。

しかし一方で逆境を経験した後、何とかその中で新たな生きる意味を考え、経験を通じて新たなひらめきを得たりすることで、古い信念体系を積極的に解体し、新しい意味やアイデンティティの構造を築くことがあります。これがトラウマ後の成長（ＰＴＧ）となることもあります。

負の体験と創造性の関連

どうして負の体験から長期的な心的外傷になる場合と、心的成長に転化する場合があるのでしょうか。もう少し詳しく考えてみましょう。

まず、負の体験、例えば心的外傷は、しばしば個人の内部に受け入れられない経験をするとその意味が分からず、ある種の虚無的な状態を生み出します。脳は、新たな事態を受け入れようと常に活動し続けており、その活動の多くは無意識の領域で行われています。トラウマとしての現実が個人にとって受け入れがたいものである場合、自己の明示的な記憶として表象されない、ないしは抑圧されてしまうこともあります。そうなると、脳の中に刻まれた記憶は、その他の記憶との整合性を求めつつ、その記憶の表現を求めて無意識的に活動することがあります。しかし、活動の一つの納得できる収束点が見当たらなければ、その探索は、トラウマを取り巻く反芻的思考の一部となるでしょう。そして、反芻的思考が負のスパイラルに陥ると、創造性だけでなく、さまざまな認知能力を低下させることもあります。

ＤＭＮは、このような反芻思考にも関わることが知られています。ぼんやりした時間があまりにも長いと、そのような人は健全な想像よりも、不安による反芻思考に陥りやすくＤＭＮもそれに伴って活性化する可能性があることが知られています。ＤＭＮはしたがって、建設的な想像にも不安や心配を抱えた反芻思考にも関わるために、単純に活性化することが良いとか悪いとかは言えないことが分かります。

一方で、逆境の中でひらめきによる心理的成長が見られることも知られています。

フォージアード（Forgeard）によれば　人は逆境（喪失や精神的な問題を含む）と闘うとき、アートの力によって、その苦しみを創作のモチベーションやインスピレーションとして利用しているという報告があります。フォージアードは、最初に３００人以上の人々に、人生で最もストレスのかかった経験について尋ねました。ほとんどの場合、自分自身や愛する人に起こったトラウマ的な出来事を経験した人々の中では、経験に対する開放性が高い人ほど、それをひらめき、そして創造性へと転化することが多いことも明らかになりました。

このように、創造性が高まったという認識は、心的外傷後の成長の重要な一形態であると言えます。しかも、フォージアードは不快な体験と創造性には相関があると述べています。つまり心的外傷後の成長が大きければ大きいほど、創造性にも大きな変化が見られました。

創造性には癒しの力があるとされています。特に、創造的で新たな表現活動が、新たな意味づけを生み出すことで、トラウマ後の成長に寄与していると考えられています。トラウマがきっかけで自分の中で起きた理解不可能な記号過程に、アートは意味を与えてくれることがあります。アートセラピーや表現文は、心的外傷後の成長のための強力なツールとなり得ます。

負の体験から生まれる自己表現

逆境や負の体験には、他者との共感的な対話などで経験を共有することで癒やされたり、トラウマ後の成長もあります。プレイバックシアターとよばれる、語りを即興で演じる即興再現劇は、そのような内に秘めた経験をパフォーミング・アートという形にして対話を促します。
しかし、実際には自分の経験を他人に話したいと願っても、各人の体験は独自のもので、他人に完全に理解してもらうのは困難なことがよくあります。また、他人に自分の話をするためには、相手との間に心理的な安心感が不可欠ですが、そのような関係が築ける人を見つけるのは簡単ではありません。

創造性は、たとえ一人であっても、私たちの内にある虚無感や闇を光に変えるきっかけになります。さらに社会から孤立したり、トラウマを経験した人々がアートを通じて自己表現し、創造性を発揮することで、結果としてアートが持つ人に働きかける力はアートの理解者との新しい人間関係を築く助けとなり、他者と結びつく契機となることがあります。

脳科学的には、強い情動により一次過程が動き出すと、その表現を求めて、二次過程、三次過程が動きだします。一次過程の中でも希求・期待システムのエネルギーは大脳皮質の様々な領野を活性化します。特に即興のアートや他の創造的な活動を行う際、前頭葉外側のＣＥＮ（執行系ネットワーク）は活動が抑えられ、脳の内側に位置するＤＭＮが活発に働いていることが観察されています。アートの自由な表現では、ルールや制約から解放されることが必要とされ、ＤＭＮの活動は開放的で自由な想像力を表現するために重要です。さまざまな脳内の情報を再編成することで、新たな記号関係を見出し、その表現がアートとして表出されることになります。

ＤＭＮは、どうやら、うつ病の状態とも関連するし、自由な想像や創造性を促進することにも関与するようです。

要するに、ＤＭＮの活性化が良いとか悪いとかという単純な話ではないということです。ＤＭＮはアートや創造性を表現し、新しい可能性を開く力を持っていますが、同時に、制御が難しくなると問題を引き起こす可能性もあります。どちらに向かって、その力を発揮させるかが鍵なのです。

うつ病と創造性

その点で興味深い所見があります。創造性はうつ病とも関係があることが指摘されているのです。

フォージアードは、うつ病と創造性との関係は反芻思考によって説明できるかもしれないと述べています。反芻が多く、特定の物事について考えることを止められない人は、うつ病になりやすいとされます。しかし、その反芻思考の方向性が変われば、それは創造性にも変わりうるのです。ＤＭＮの創造性と反芻思考への関与は光と闇ですが、両者は同じコインの両面であるのかもしれません。

感情は、ポジティブであろうとネガティブであろうと、巨大なエネルギー源となり、感情の原因とは別に、新しい可能性を見つけ出すために探索しようとします。しかし、感情が内向きになり過ぎ、堂々巡りになると、依存症やうつ病など、問題の連鎖に陥ることがあります。逆に自分への内向きエネルギーをただ反転して他者へ投影すれば、攻撃的なエネルギーになってしまったりもします。

一方で、感情が外に形を変えて表現できる場があれば、そのエネルギーはひらめきや創造性に変わり、人々に深い感動を与えることができます。特に逆境の中での表現は、人々の心に強く響きます。

したがって、感情を適切に制御しつつ、昇華された創造性として自己表現し、そのエネルギーをポジティブな方法で利用することが大切です。これによって、私たちはたとえ負の情動であっても、より高い成長や深い理解による感動を共有できるのです。

Ⅱ部

ひらめきを生むもの

第4章　知能が高いとひらめくのか？

1　天才のひらめき、凡人のひらめき？

知能とは、一般には、論理的に思考する能力、計画を立てる能力、言語の理解、そして記憶力など、多くの知的活動を含む心の特性です。知能の高い人は、記憶力や理解力が高いため教科書や図鑑を一度見ただけで、写真のようにすべて覚えてしまったり、すぐに体系的に理解できてしまったりもします。

そこで一般的に知性が高い人は、ひらめきや創造性も高いと期待されますが、実際どうなのでしょうか？

知能を計る尺度

この知能を定量的に評価するためには、知能指数という尺度が利用されます。古くから、スピアマンという研究者が、様々な知能の側面から共通する基礎的知能、すなわち「一般知能因子」が存在すると提案していました。彼はさらに、一般知能以外に、「特殊因子」と呼ばれる分野ごとの能力も存在すると認識していました。つまり、彼のモデルでは、ｇ因子（一般能力）とｓ因子（特殊能力）の二つの因子が存在するとされています。

さらにレイモンド・キャッテルは、知能をＧｆ「流動性知能」とＧｃ「結晶性知能」の二因子で捉えました。流動性知能は、未知の問題を解決する能力や、新しい状況に適応できる思考能力、推論能力を指します。特に、一時的に記憶を蓄える作業記憶（working memory）との関連が指摘されています。一方、結晶性知能は、すでに身につけた知識や技術を利用して問題を解決する能力で、知識の蓄積や作業仮説（working hypothesis）、判断機能に関連しています。

実際に行われる知能検査は、多くのサブテストから成り立っており、これらのテストは、視空間能力、聴覚的処理、短期記憶、長期記憶・検索、認知的処理速度、量的知識、および読み書きの能力を測定します。

以上の情報を踏まえて、知能や知能検査には様々な側面が含まれ、それぞれの側面が独自の特性と機能を有していることが理解できます。

知能検査で得られた値は、年齢によって評価されます。学童期のＩＱは年齢に応じて、低い、または高いと評価されることがあります。ＩＱが１４０以上の場合は、一般に天才とされ、ＩＱ

が70以下の場合は知的・発達障害や認知症の可能性が考えられます。また、ＩＱが70～85の場合は、境界域（ボーダー）とされ、学習や日常生活の適応において問題を抱えることがあります。

「天才」は知能指数で計れない

それでは、知能指数が非常に高いと評価された個人が、子供時代から青春期、成人期にかけてどのような発達を見せるのでしょうか。

ターマンという研究者は、学齢期の子供たちに自ら開発した知能検査を行い、ＩＱが１４０と評価された上位１％の高知能者を対象に追跡調査を実施しました。そこから多くの創造的な仕事をする人が育つと予測しました。

しかし、調査の結果、対象者の中から社会一般で「天才」と称されるような人物は一人も現れませんでした。もちろん、高知能者の中には教授や医師、弁護士、科学者、エンジニアなど、高度な知能を活かす職業に就いている人も確かに存在しました。しかし、大学を卒業できなかったり、高等教育を受けずに就職したりするケースも少なくありませんでした。つまり、高い知性がノーベル賞を受賞する、または卓越した達成を果たすというような成功の決定要因であるわけではない、というのがこの調査から得られた結論でした。

では、ＩＱが１４０未満で、ターマンの研究の参加基準を満たさなかった子供たちは、どのような結果を示したでしょうか。驚くべきことに、このグループからはノーベル賞を受賞するなど、高い評価を受ける人物が出てきました。例えば、生物学ではＤＮＡの二重らせん構造を発見したジェームズ・ワトソン、物理学では経路積分による量子化の方法を開発したリチャード・ファインマンも、ＩＱはターマンの研究の基準より低かったのです。

ノーベル賞を受賞するような、いわゆる「天才」は、特異な才能を持つクリエーターとされ、その能力は全般的かつバランスの取れた知性の尺度であるＩＱで定義される高知能者とは異なるのかもしれません。実際に、創造性や他の業績は、ＩＱとは無関係な心理的要素によってもたらされる可能性があります。

重要なのは「やり抜く力」

コックスも、ＩＱテストに加えて性格診断を行いました。その結果、優れた業績を上げるためには、意欲――特に、粘り強さ――が非常に重要であることが判明しました。これを「やり抜く力（Grit）」とも言います。この力は、社会情動的スキルの一つであり、短期的な知的処理能力よりも、長期にわたる深い思考やひらめきの源泉となるのです。Grit（やり抜く力）に関わる脳部位としては背内側前頭前野が関わっているとされています。これはデフォルト・モード・ネットワークと同じく内側ですが、より背側の領域で両者は機能的にも連関しています。

知能検査は、主に短期的な認知処理能力を反映します。この時、作業記憶とその処理能力が重要となり、ここでは主に外側前頭前野や頭頂連合野が関与する執行系ネットワークがよく働いていると考えられています。一方で内側前頭前野と内側頭頂連合野はデフォルト・モード・ネットワーク（ＤＭＮ）を構成し、社会情動性を反映しています。両者は安静時シーソーのような相反関係があります。

高知能だけではひらめき能力に直結しない

実は、一部の高知能者は多くの普通の知能の人の気持ちを理解できず、また場合によっては自分の高知能者としての情報処理による論理と分析で相手を追い詰めたりして、相手を苦しめます。相手の感情が理解できず、コミュニケーションをとるのが難しくなるのです。その結果、社会的に孤立してしまったり、周りの人との人間関係が悪くなり社会生活で苦労することもあります。これは執行系ネットワークがあまりにも強く、社会情動性に関わるＤＭＮが抑制されてしまっているからと考えられます。

こうなると知能が高いことは必ずしも良いことばかりではなさそうです。

ＩＱテストに関わる一連の研究により、高知能者は短期的な知的処理能力が優れ、早く正解にたどり着くことができることがわかりますが、ひらめきには、ＤＭＮに認められる、広く可能性を探索することや他者との関わりに対して開放的である社会情動性スキルがむしろ大切であることは大変興味深いことだと言えます。

このような特徴を持つ高知能者が、さらにひらめきや創造性を発揮させるには、それぞれの高知能者に合わせて、その特徴や嗜好性を活かす環境を用意したり、社会情動性スキルも身に着けて実社会での高い知能を活かすための柔軟性も必要でしょう。

2　凸凹の知性とサヴァンが見せるひらめき

１９６４年のアメリカ精神医学会の年次総会で、知能指数が70以下と低いにもかかわらず、一卵性双生児の二人が４万年前の暦を一瞬に計算する能力をしめすことが発表されました。彼らにとっては、４万年前の暦も一瞬のひらめきのようなものなのでしょうか？　学会では、なぜ能力がそんなに凸凹になりうるのか説明がつかないという点で、低知能者の示す高能力、いわゆるサヴァン症候群はわれわれの能力への挑戦だと結論づけました（Horwitz *et al.*）。

サヴァン症候群の特徴と発生の要因

どうして知能指数が低いのに、特定の分野でひらめきや高い創造性を示すのでしょうか。

ダロルド・A・トレファート（Darold A. Treffert）博士によれば、サヴァン症候群とは、発達障害やその他の脳の傷病を持つ方々が、他の領域での制約とは対照的に、特定の分野で卓越した能力を示す状態のことです。サヴァン症候群は、病気や障害そのものではなく、他の基本的な疾患や障害と共存する特別な状態です。その半数程度が自閉症と関連し、自閉症患者の中でも約10人に1人の割合で発現します。

サヴァン症候群の方々が示す特異な能力は、主に5つの技能領域に表れ、これは頻度においてカレンダー計算、音楽、美術、数学・数字技能、機械・空間技能の順とされています。

機械・空間技能とは、わかりにくいですが、機械的な面としては複雑な模型や構造物を正確に組み立てたり、逆に複雑な機械などを分解し、再度組み立てる能力などです。また、空間的な面では、高度に発達した航海術や地図作成能力も含まれ、測定器を使わずに距離や高さを正確に測る能力、時計を使わずに時間を正確に知る能力も報告されています。さらには掃除機のモーター音を聞いただけで年式、メーカー、機種を特定できたり、モーターが故障しそうかどうか判断できる例が知られています。さらに特殊な例では、卓越した多言語能力、共感覚を含む嗅覚、触覚、視覚における異常な感覚識別など、特定分野における優れた知識を発揮することが知られています。

レスタック（Restak, 1984）によれば、サヴァンの能力の多くは、右脳の機能と深く関連しています。右脳は、空間認識、視覚構築能力、直感的かつ非言語的な戦略、感覚・運動的な能力、言語能力に依存しない芸術や機械操作能力等に特化しています。対照的に、左脳は言語、会話、順序立てられた論理的思考、抽象的な用語を用いた概念的な議論を行う機能等に関与しています。

ここで、左右脳の主な機能の違いをまとめてみます。

サヴァン症候群の方々において、右脳の機能が突出している理由として、左脳の障害が関与している可能性が考えられます。自閉症の方々には、しばしば左半球の機能障害が見られ、また、左脳に損傷を受けた人々が右脳の機能の発現に影響を受ける例も報告されています。

具体的には、ブリンク（1980）による報告で、ある少年が左脳に銃弾を受けて重傷を負い右半身には麻痺が残り、言語テストでは低いスコアを記録しました。しかし損傷を受ける前にはなかった高度な空間的技能が発現しました。空間的技能とは、既述のように地図作成能力や測定器を使わずに距離や高さを正確に測る能力、一瞬で空間にある物を数えられる能力などが含まれます。このケースでは、言語と非言語能力の間に解離が見られました。

また、ブルース・ミラーによる研究でも、12人の前頭側頭型認知症患者が、認知症発症前には見られなかったサヴァン能力を示すようになったという報告があります。これらの事例は、サヴァン症候群において、左脳の機能障害が右脳の機能の補償として働いている可能性を示唆しているのかもしれません。

誰もが持つ「内なるサヴァン」

トレファート博士は、私たち一人一人の内に、「インナーサヴァン」（内なるサヴァン）が存在する可能性があると提唱しています。これは言い換えると、我々の内部に眠るサヴァン的な能力が、ある条件下で開放されることもあるのではないかという仮説です。もしそうであれば、それにより私たちも特殊能力やひらめきを表現できるかもしれません。

このインナーサヴァンの仮説は、以下の4つの根拠に基づいています。

①サヴァン症候群の人々は、多くの場合、左脳の機能障害を右脳で補う形で、特定の能力が発揮されます。

②「後天性」サヴァン症候群の症例からは、脳の損傷や病気の後に、潜在していたサヴァン的なスキルや記憶が現れることが知られています。

③特定のサヴァンの中には、「学んだことのないことを知っている」人がいます。これは、我々が生まれつき持つ、空間把握能力や、音楽・芸術能力が、特定の状況下で解放される可能性を示しています。

④脳は、予備能力としてサヴァンで認められる、音楽、美術、数学・数字技能、機械・空間技等の未開発の能力のリソースを保持しているとされています。

これらの根拠から、サヴァンの人々が、損傷を受けた結果として意味記憶が障害され、より原始的な手続き記憶、例えば、具体的に研ぎ澄まされた五感を働かせ、身体的な行動を組み合わせた記憶に頼って特殊な能力を発揮するのではないかとトレファート博士は考えています。彼によれば、このような右脳の能力と手続き記憶の組み合わせが、サヴァン症候群の特異な能力を生み出しているということです。長期記憶は、言語化できる明示的な記憶と非言語的な暗黙的記憶に分かれます。手続き的記憶やそれに関連した能力の回路は複数存在しており、障害されにくいと考えられます。

サヴァンの方々が持つ優れた記憶力は、単なる記憶の蓄積だけでなく、実は創造性にも深く関連していることがわかっています。この記憶力には、新しいアイデアを生み出す能力や、音楽であれば、曲を聴きながらリアルタイムで即興演奏をすることもできる例が知られています。このような音楽的ひらめきは、特に系統だった音楽教育を受けていなくても現れることがあり、障害の前には、音楽の授業で簡単なメロディーに和声をつけることができなかったのとは対照的でした。

「後天性」サヴァンと呼ばれる人々は、脳卒中などの中枢神経系の損傷や病気を経て、サヴァンのような特異な能力を突如として発揮することがあります。この事例から、我々一般人の中にも、未だ開花していない可能性が眠っているのではないかという想像が膨らみます。

左脳・右脳は、連携関係と同時に相反的な関係もあるので、左脳の機能障害で右脳の機能が開放されると特殊能力が発揮されるとの説があります。さらに、左脳・右脳以外にも外側の執行系ネットワークと内側のデフォルトネットワーク（DMN）の間にも互いにシーソーのような関係があり、内側のデフォルト・モード・ネットワーク（DMN）が執行系ネットワークから開放されると、様々な可能性を想像したり、言語ではなくても自由で即興的な特殊能力の発揮に関わっているのではないかと考えられます。

脳外傷後の認知機能の回復を調べた研究では、DMNの活動が活発なほど、認知の低下が小さかったとの報告があります。(Sharp, 2011) DMNが代償的に活動して、その結果関連する脳のネットワークの再編成が促された可能性が示唆されます。DMNは単に活性化で寄与するだけでなく、執行系ネットワークをより円滑に動かすために、執行系ネットワークの活動が上がるときに、DMNがきちんと不活化することも大切な役割のようです。外傷後は、よりDMNと執行系ネットワークの逆相関が強くなり、そのことが認知活動に関わることも一緒に報告されています。

サヴァン症候群は比較的稀であり、それに対応する教育プログラムや、特にサヴァンの方々の能力を伸ばすための教育環境もまた非常に限られています。サヴァンの方々は、「障害」の回復より、特定の分野での特異な才能を持つため、その長所を伸ばし発展させることで、その人なりの生活能力や社会性を向上させることが重要です。

サヴァン症候群の研究を通して、人の能力の評価は単一の知能でなく、複数の知能の組み合わせとして捉えるべきかもしれないということがわかってきました。サヴァンの方々の脳機能はそれぞれが特異であり、したがって彼らの学習方法もまた異なります。さらに、もし我々皆に「内なるサヴァン」がいるのだとすれば、より広く教育の場面で、各自の強みとなる能力を見つけ伸ばすような教育アプローチが必要です。

3　左右の脳とひらめきの関係

知能には多様な側面があるため、一般的な知能検査では十分測れないし、むしろ凸凹の能力こそが一般的な能力のありようであることが示されてきました。それは、脳の中の様々な機能的な差のある働きからすると、むしろ当然のような気もします。そのような中で、右脳・左脳については以前より知られていますが、正確な理解は、比較的最近まで明らかではありませんでした。ひらめきには左脳と右脳のどんな働きが関わっているのでしょうか？

右脳と左脳　それぞれのひらめき

左脳と右脳の機能差は、心理学者のマイケル・ガザニガが行った有名な研究で明らかになりました。すなわち左右の半球をつなぐ「脳梁」という部分を切断した「分離脳」という状態の人々では、左脳と右脳がそれぞれ独立して働くので、その条件で課題を右脳と左脳に与えると非常に興味深い現象を示すことがわかりました。

人の視野の情報は、左右反対側の半球に伝えられます。しかし、分離脳の方は、この情報が左右の脳で共有されないため、各半球だけで情報が処理されます。例えば、右の視野に鍵を見せると、左脳が処理をして「鍵」と答えます。しかし、左の視野で同じ鍵を見せても、右脳は言葉で答えることはできません。ですが、左手（右脳が制御）を使って、鍵の絵を描くことはできます。

また、「笑う」という言葉を左の視野に提示すると、その方は笑います。しかし、なぜ笑ったのかと尋ねると、「周りの何かがおかしいから」という答えが返ってきます。実際には「笑う」という言葉に反応したのですが、左脳がそれを知らないため、行動の理由を勝手に推測し、答えを作ってしまいます。このような現象も、左脳にとってはひらめきなのかもしれません。しかしそれは全体を捉えていません。ガザニガは、左脳は「解釈脳」として、私たちの行動を合理的に解釈する役割を担っていると考えました。

右脳は、具体的な事象を認識することは得意ですが、それを言語として表現する能力は左脳に劣ります。左脳と右脳が連携すると、「ひらめき」を言語化することができます。そして、それを他者に伝えることができます。しかし、離断脳のように右脳の協力なしに左脳だけで考えやひらめきを言語化すると、それは見当違いだったり、状況を理解しない解釈で自己正当化の作話になってしまいます。しかし一方でそれはそれで、ひらめきと言えなくもありません。

離断脳状態における内側のデフォルト・モード・ネットワーク（ＤＭＮ）がどのような貢献を

しているのかはまだ不明です。これまでのことから、さまざまな可能性を探索したり、想像することに関わると考えられます。

左脳が離断した右脳から与えられるはずの情報を推測する時、自分の行動を観察して言語化するのは、作話とはいえある種の「ひらめき」かもしれません。

逆に、右脳が離断された左脳の協力を得られず発話することができない際に身体で意味を表現することは、右脳にとっては「ひらめき」かもしれません。

しかし、離断脳の状態での左右の半球だけでは、「ひらめき」は本来の形では本人に自覚されていないと考えられます。

「注意」や「洞察力」に関する左右脳の活動の違い

また、「注意」に関しても左脳と右脳では違いがあると考えられます。

左脳は選択的注意に優れ、特定の焦点に注目する能力が高いのです。対照的に、右脳は拡散的注意が得意で、全体的な視野を捉えることができます。

具体的には、左脳は身体周囲で主に右側への注意が選択的ですが、右脳は左右両方、つまり全周囲に対する注意が可能です。これにより、左脳に障害が生じた場合、右脳は右側への注意を補助できます。しかし、右脳に障害があると、左側への注意は左脳だけでは補えないため、左半側無視という症状が現れることがあります。この注意の特性は、空間の右側左側だけでなく、一つの対象の中の左側右側にも影響します。すなわち注目する空間対象により、常に左側が無視されるのです。そのため、脳の注意障害は複雑なものとなります。

このように左右の脳の差がわかってくるにつれ、ひらめきに関する研究でも、左脳と右脳の違いが注目されてきました。

非侵襲的な磁気共鳴機能画像法（ｆＭＲＩ）や脳波を用いた研究で探索課題中の脳の活動を調べた研究があります。被験者に対して、三つの言葉をつなげて複合語を作る遠隔連想問題を与え、その際の脳波を左右の脳半球で比較する研究が行われました。すなわち、洞察課題での活動と非洞察課題での脳波の活動を比べることにしました。

ｆＭＲＩでは洞察課題で右側頭葉の活動が左脳に比べて上昇する所見がみられ、さらに脳波による計測でも洞察課題を解く際、右脳において準備期ではアルファ波が一時的に上昇し、その後解答期にはガンマ波が増加することが観察されました。この脳波の動きは、アルファ波は他からの信号を抑制して探索する過程に関わり、ついでガンマ波は解答に収束する過程に関与していることを示唆しています。この結果は、ゆっくりとした脳波振動は広範囲に伝搬するので広い探索や注意過程に関わり、一方で、早い脳波の振動は脳の局所の活動を反映するので、一つの正解を選択したり判断する過程を表すという考えと合致しています。

ひらめきや洞察における左右の脳半球の差は機能的研究だけでなく、解剖的な違いからも支持されています。大脳皮質の神経細胞は、樹状突起というものを持ち、他の神経細胞から情報を受け取ります。この情報を受け取る範囲を「入力フィールド」と呼びます。

特に、前側頭葉などの場所では、右脳の神経細胞が左脳よりも広い範囲から情報を受け取ることが研究（例：Jacob *et al.*, 1993, Scheibe *et al.*, 1985, Seldon, 1981）で示されています。

この結果から、右脳は多くの異なる情報を集めることができ、その情報を統合して活動する可能性が示唆されます。逆に、左脳は狭い範囲から類似の情報を集めて、特定の情報を選択して反応すると考えられます。

さらにｆＭＲＩを用いた安静時の脳の活動に関しても、洞察力についての研究で左右の脳活動の違いが確認されました。アナグラムという文字を並べ替えて言葉を作る洞察課題を与える前に、参加者の安静時の脳波を計測しました。結果として、洞察力が高いと判定された人は、安静時の右脳の活動が強かったのです。これは、洞察に関連する右脳の傾向と一致しています（Kounios, 2008）。

安静時にはデフォルト・モード・ネットワーク（ＤＭＮ）が活性化していることから、洞察課題で答えを探索している時期からひらめく洞察期まで、右脳のＤＭＮが重要であり、一方で、答えを生成するには、左脳の執行系ネットワークが関わるというように考えられます。これらのことから、ひらめきの過程には右脳と左脳、デフォルト・モード・ネットワークと執行系ネットワークとが複雑に互いに関わり合うことが示唆されます。

さらに、洞察の過程には、注意力が内側に向けられることが示唆されています。内的注意にはデフォルト・モード・ネットワーク（DMN）が関わることが知られています。外界への注意の広がりは、外側の大脳皮質特に執行系ネットワークや注意ネットワークが一緒に関わりますが、内的な注意にはデフォルトモードが関わり、両者は相反的です。創造性の研究では、注意の広がり方が大切な役割を果たしていることが強調されています。行動の研究では、創造的な人は広い範囲に注意を向ける傾向があるとされています。しかし、神経画像や電気生理学の研究からは、洞察の準備時期には、大脳皮質外側の脳活動から大脳皮質内側の活動へとシフトすることが分かっています。すなわち単に広い注意ではなく、注意が外の対象から離れて脳の中の内部の記憶に向けられることが示されています（Chun, 2011）。

先に述べた洞察課題における洞察期の右脳のアルファ波の増加は、大脳皮質内側のデフォルト・モード・ネットワーク（DMN）の活動をよく反映したものであることも知られています。

結論として、右脳と左脳はそれぞれ異なる機能や特性を持っており、さらに外側の執行系ネットワークと内側のデフォルト・モード・ネットワークが関わって、ひらめきにはそれぞれの働きが絡み合っており、上手に切り替えて働かせることが大切と考えられます。

第5章　知識量が多いほど創造性と結びつくか？

1　知識がひらめきのトレードオフ？

ハーローはサルの研究者として、その知性に関して研究をしていました。サルにパズルを与えると、特に報酬を与えなくても興味深げにパズルをいじっています。そしてパーツが上手に外れて喜んでいる様子を見て、サルにもひらめきがあり、パズルなどに好奇心があるのだと考えました。しかし、同じパズルをずっと置いておくと飽きてしまうことも発見しました。そこで新しいパズルを入れると、また興味を示してパズルを解こうと熱中していました。

これらのことからハーローは、外的報酬よりも内的動機づけが大切だと考えました。しかし、当時は行動主義の盛んな時期で、報酬のない学習は考えられないとされていました。また、パズルの解き方がわかってしまうと飽きてしまうことから、知識と好奇心はトレードオフの関係にあるのではないかと考えられました。

好奇心と知識の関係

子供は、一度言葉を使って質問ができるようになると、絶えず質問をするようになります。生後約30カ月までは、主に「何」と「どこ」を尋ねる質問を通じて事実を探求していることが多い。これらの質問は、事実を知るための質問です。そして、3歳の誕生日を迎えるころになると、「どうやって」や「どうして」といった説明を引き出す質問をするようになります。つまり、説明を得るための質問です。このタイプの質問は、子供が成長するにつれて増えていく傾向があります。

しかしながら、教育心理学者スーザン・エンゲルによれば、好奇心は早い段階で四歳ごろから衰え始め、大人になると疑問を持たなくなり、多くの固定観念に縛られることが増えるとされています。それに伴い、質問なども減少する傾向があると指摘されています。

好奇心に基づく探索行動は、本能的な情動でもありますが、過度になるとリスクを伴うこともあります。獲得した知識に基づいて周囲の変化を予測できるようになれば、無駄な探索は減少するでしょう。また、行動が習慣化すると、それから外れる行動もしだいに少なくなる傾向があります。

好奇心は、予想外の出来事に対する驚きの反応と関連していると考えられます。発達心理学者ジャン・ピアジェは、好奇心を認知的な側面から捉え、脳が常に周囲の変化を予測すると指摘しました。好奇心は、脳の予測と実際の出来事の不整合を感じたときに発生するとされています。ただし、ピアジェの理論によれば、好奇心は驚きの度合いが極端に小さいわけでも大きいわけでもない、中間点くらいで最大になるとされています。実際に、脳の主要な機能は予測し、その実際との誤差を検出して学習することに関連しています。

ジョージ・ローウェンスタインによれば、好奇心は「情報の空白」に対する反応と捉えられます。我々は知りたいことと既知のことと未知のこととのバランス、または差異が好奇心の源であると言えます。セイリエンスネットワーク（Salience network）は、何かの不整合があると活性化してきます。つまり、情報の不足や空白が存在する場合、それが好奇心を喚起する要因となるのです。欲求が呼び覚まされるのは「不整合」だけでなく、情報そのものが存在しないことも好奇心の原因となり得ます。情報の不足は通常、質問を通じて解決されることが多いため、適度な情報の欠如が好奇心を生み出すと言えるのです。この状態を「好奇心の領域」と呼びます。

一般的に、問題が解決されずに中途半端な状況に置かれると、簡単に理解できたことよりも記憶に残りやすいという現象が知られています。この効果はツァイガルニク効果（Zeigarnik effect）と呼ばれ、達成できなかった疑問や中断した事柄が、自然と思い出されたり、繰り返し考える機会が増えることによるとされています。元来は、プロジェクトに取り組むと、その作業を中途半端にせずに完了することが、自然と要求される傾向があります。しかし途中で中断すると、その完了しようとする傾向が止まることなく無意識に働き続け、記憶としては中途であるということを書き込まれ続けることになるのでしょう。したがって、プロジェクトに取り組む際も、その作業を中途半端にせずに完了することが、自然と欲求される傾向にあるでしょう。

好奇心に関する脳の研究からは、中脳のドーパミンシステムが重要で、これには情動システムの中でも希求期待システムが関与していると考えられています。中途半端な情報があると、この希求期待システムが活性化して、未解決の情報を解決しようとぼんやりしているときにも探索し続けることになるのかもしれません。探し求める知識は、外から与えられたり、見つかったりすることもありますが、自分の持っている断片的知識からの類推などによって、ひらめきとして、自分の内側、脳の中から生まれることもあるでしょう。

ヘレン・ケラーは物に名前があるという一般的な規則を明示的に教わっていませんでした。彼女の「ひらめき」は、これまでの経験から一般化した知識として自分の内側から生まれたものなのです。時間と空間に関して好奇心を持ち続けたアインシュタインは、従来の理解では納得せず、相対性理論を自ら作り上げました。これも教えてもらったのではなく、ひらめきによって自ら持っている知識を再編成して、あらたな概念としての相対性理論をひらめいたといえます。

したがって、知識と好奇心の関係は、どこまでの知識で満足するかというその人の関心の強さや価値観にも依存します。そして、なにより個人の好奇心の対象、価値観には多様性が存在します。脳科学的には前頭前野眼窩部や腹側部といった領域が、その人の好みや価値観を形成し、それがドーパミンにドライブされた希求期待システムにより、内外に知識を求め、質問して外に解答を求めたり、自分であれこれ考えて、自分の中で知識の基となる直観を得ることになります。

好奇心を低下させる思いこみとストレス環境

一方で、好奇心を低下させる要因も複数存在します。その一つは、自分が何でも知っていると思い込むことです。一般的に、人は自分が何でも知っていると過信する傾向があります。この現象は心理学者によって「過信効果」とか「肯定錯覚（ポジティブバイアス）」と呼ばれています。人は自分の持っている情報に空白があることに気付きにくいのです。これは、自己評価の盲点とも言えます。そのため、本来好奇心や疑問を抱くべき状況でも、無関心になりがちです。多くのステレオタイプ的な思い込みは、自分の知識の限界を認識していないことが原因です。

知らないことを認めることは、実はストレスの原因になります。このような状況ではセイリエンス（顕著さ）ネットワークが活性化します。セイリエンスネットワークは、一般的には葛藤が起こる状況に反応しますが、知らないという不確定な状態、すなわち対象が何かわからないなどの疑問を持つような状態のときも「知りたい」、でも「わからない」という心の葛藤が生じ、これに反応します。そして葛藤がストレスとなり扁桃体が活性化します。したがって、できればこれらを活性化しないように、無知の状況を避けようとします。わからないことには触れないようにする、「知らないことを知らない」ことにする態度が、知らず知らずに備わっていきます。無知を認めて好奇心や疑問を素直に表現できることは心理的なものでもあり、環境にも依存するかもしれません。

何か問題のある状況におかれたときには、様々な疑問も同時に起こるでしょう。一方で不確定な状態、すなわち疑問を持つような状態は、ストレスとしてとらえられるという脳研究がありますす。この結果から示唆されることは、人は大人になるにつれて、疑問を持つ状態を回避しようとして、わからないことには触れないようにして、「知らないということを知らない」とする態度が知らず知らずに備わってきます。そのため、自ら不確定なことやわからないことを認めるような疑問を発する行為が減ると考えられます。大人になって学びの意欲が減ったり、創造性が低くなったと感じるのは質問力の低下が原因ですが、そのさらに深いところでは、「知らないことを知らない」ことによって無知を認めるというストレスを避ける長年の学習の結果と考えられます。

さらに好奇心は愛着という要因にも影響を受けます。私たちは家庭環境に対する愛着が強ければ強いほど、未知の世界へ新たな冒険に踏み出す勇気が生まれます。エインスワースとベルによれば、母親に対する「安定した愛着」を持つ子供は、母親が一時的にいなくなるだけなら、不安を感じて一時的に探索行動を控えることがあります。そして、再び親が戻ってくると喜び、その後またおもちゃや環境の探索に戻ります。しかし長期的に養育者が不在で不安を感じている子供たちは、身体的・精神的にも情報を収集するための探索を行わず、好奇心も低下した状態が強まります。このように、好奇心は身近な安全基地の存在と信頼のおける愛着に支えられると言えるでしょう。

逆に愛着関係や安全基地の確立ができていないと、自信の欠如やそれに伴う不安が大きく、好奇心を低下させる要因となります。心理学者トッド・カシュダンは、「不安と好奇心は相反するシステムである」と述べています。恐れや不安は好奇心を抑制します。肉体的または精神的に不安定な環境で育った子供は、愛着関係が大人との間で育たず、その結果学校で好奇心を持たないように見えることがよくあります。彼らは生き抜くのに全力を尽くし、他のことに注意を向ける余裕がありません。これらの子供は、誰が自分の味方で誰がそうでないかを判断し、自分を守ってくれる大人や、害を加えない大人に対処する方法を考えねばならないため、認知的リソースが消耗され、探索を楽しむ余地がほとんど残りません。対人関係におけるストレスは、認知的リソースを奪い、逆に安心できる対人関係にあれば、認知的な好奇心は本来自然に湧き出てくるものです。

2　ひらめきとしての直感と知識

知識やスキルが増えてきて、さまざまな文脈で応用できるようになると、とくに探索したり、あれこれと考えなくても、直ちに直感的に判断や行動ができるようになります。このような直観は、これまでの経験、知識にもとづいた「ひらめき」直観といえます。

意思決定の二つのプロセス

このような経験に基づく直感的な判断が、正確な判断を導く場合もある一方で、認知的なバイアスによって誤った判断に陥ることも多くあることがわかっています。ダニエル・カーネマンとエイモス・トヴェルスキーは研究の結果、意思決定に関与する心理的なプロセスをシステム1とシステム2に分けて二重過程として理解するアプローチを提案しました。

二重過程のうちのシステム1は、基本的にこれまで身に着けた長期記憶に導かれた認知システムで、無意識で、早く働き、努力なく働き、並列的で自動制御し、コンテクスト化した過程で、ワーキングメモリーからは独立したシステムと考えられています。長期記憶というのは、もう少し細かく分類されます。すなわち明示的記憶と暗黙的記憶に分かれています。明示的記憶はさらに意味記憶とエピソード記憶に分かれます。また暗黙的記憶のシステムには、手続き記憶と呼ばれる感覚運動的、操作の仕方に関する記憶と情動的な記憶もふくまれています。

システム1は、認知的であっても習慣的なショートカットで、自動的に発動します。これは特定の部位を想定していませんが、おそらく前頭葉を含む脳領域にできた連合回路と考えられます。それらは特に支障がなければ最初に活動しだす部位です。それに対してシステム2は習慣的でない随意的なもので、これは前頭葉のより前方が活性化する事が想定されます。ＣＥＮの中でもより高次の部位が関わると考えられます。システム２は、意識的で、働きは遅いし、努力が必要です。マニュアルに従った規則に基づいて判断し、基本的には規則に従った思考方法を採用します。そのため、さまざまな項目を一度ワーキングメモリーとして活用し、明示的に意識しながら作業を進め、きちんと説明できる明示的な理解や言語化と連動しています。脳の既存のネットワークとシステム１、２を一対一に対応させることは少し単純化しすぎますが、概ね対応すると考えてよいでしょう。前頭葉は階層的で、より前方が後方では対応できない情報処理を担うので、そのような観点で理解するのがよいと思われます。

ところで、ひらめきはどちらのシステムの働きなのでしょうか？

ひらめきは、無意識の探索の結果と見なすことができ、その点から考えると、それはシステム１に帰属します。ただし、カーネマンを含む多くの研究者がシステム１の認知バイアスを強調してきたため、システム１によるひらめきへの寄与は再評価する必要があると感じます。

実際に、システム１の働きの中でも最も重要で、しばしば見過ごされる役割の一つは、創造的な洞察力、つまり「ひらめき」をシステム２に送り込む能力です。これは、通常、システム２の裏で、水面下で探索として熟成した結果が整理された形になったときに、システム１がシステム２に向けて、言わばひらめきの兆しを意識的に伝える能力です。このタイミングは、システム１とシステム２のバランスが変わるときに特に起こりやすく、特にシステム２が休憩しているときに頻繁に発生します。

二重過程のアプローチからは、システム2を休ませることは、正しい認知の努力が不足しているように見えるかもしれません。しかし、どんな一流の科学者へのインタビューでも、抽象的な思考を長時間続けることは「非常に難しい」と指摘されています。実際、そのような研究者でさえも、ふと「ひらめき」が起こる瞬間は、システム2が休んだときであり、これは怠惰ではなく、むしろ天才的な洞察の瞬間と言えるでしょう。

インキュベーション、つまりタスクから離れる時間は、システム2の制約を解放し、実は問題に対する創造的な探索や連想を行い、ひらめきにつながる重要な過程であることは、あまり知られていません。例えば、仕事の後で、ゆっくりとくつろいでいるとき、シャワーを浴びてリラックスしているとき、自分のペースでゆっくり散歩しているとき、お茶を入れてゆっくり飲んでいるとき等、課題から離れたときにふとひらめく有名なエピソードは多く存在します。このようなシステム1の目に見えないインキュベーションの重要性を、もっと評価すべきでしょう。

「ぼんやりすること」の効果

インキュベーション期間の過ごし方とひらめきの関係に関して、興味深い研究結果があります。ジョナサン・スモールウッドと彼の仲間たちは、洞察力が必要な課題の間にインキュベーション期間を設け、参加者にさまざまなタスクを課しました。具体的には、インキュベーション期間中に一部の参加者には厳しいタスクをこなさせ、別の参加者グループは静かに休憩させました。また、別のグループには部屋の中を歩行したり、簡単な反復運動をするタスクを与え、これによってマインド・ワンダリング（心のさまよい）を助長しました。その結果、休憩をとらなかったグループに比べて、創造性の向上が最も見られたのは、マインド・ワンダリングを助長する簡単なタスクを行ったグループだということがわかりました。実際、マインド・ワンダリングが誘発された人々は、休憩なしのグループに比べて、創造的なパフォーマンスが40％も向上したのです。

これらの研究から、ぼんやりすること、すなわちマインド・ワンダリングが非意識的な連想処理の可能性を高め、それによって創造性を向上させる可能性があることが示唆されています。さらに、この結果は、インキュベーション期間がひらめきに対する効果に関連して、脳のデフォルト・モード・ネットワーク（ＤＭＮ）の活性化仮説と一致していると言えます。言い換えれば、心をさまよわせることで、システム１が創造的な連想を生成する可能性が高まるのです。

しかしながら、興味深いことに、創造性にはシステム１とシステム２の連携が関与している可能性も示唆されています。システム２はワーキングメモリーに基づいて意識的に作業します。創造的とみなされる人々は、ワーキングメモリー課題に取り組んでいる間でさえ、デフォルト・モード・ネットワーク（ＤＭＮ）も完全に抑制しなかったという特徴がありました。すなわち創造的な人々は、システム１に関連するＤＭＮと、システム２に関連するワーキングメモリーの必要な課題遂行の間を柔軟に移動したり切り替えたりする能力があることが示唆されました。

高い創造性を持つ人々は、規則や慣習にとらわれない、新たな経験に対する開放性の特性が高いことは以前から知られています。さらに、高い創造性を持つ人々は、無意識の認知過程であるシステム1からのぼんやりとしたひらめきや直感にも開放的な態度を持つことが示されました。創造的な人々は、外界に注意を向けながら、同時に心の中の声にも耳を傾けることができる人々なのです。

一方、システム2は、一つ一つを確認し、アルゴリズムに従って論理を組み立てるため、時間とコストがかかります。これは人工知能的な思考スタイルかもしれませんが、我々は全てのことをこのように行っていては生きていけません。

実は我々は、多くの経験から培ったシステム1の直観やひらめきに頼って生きています。例えば消防士は、長年の経験から燃えている建物が崩壊する前兆を感じて、まだ現場で作業しようとしている人々をすぐに退避させたりします。これは長年の現場での経験から危険な前兆を感じ取る直感やひらめきが行動に結び付いたものですが、一般の人には理解しにくいものです。このようなひらめきは、ヒューリスティックスとよばれ、システム1に属します。また、逆に飛行機事故の例で、危機が迫っていているのにマニュアルに従って一つずつチェックを行い、その間に手遅れになるケースも報告されています。

人はある程度の不合理性に寛容であり、完全な回答を後回しにすることも必要です。これは、人間の合理性には限界があることを示しています。人間がシステム２の限界に直面することは、システム１のひらめきをより活かすことが、むしろ人間らしさにつながるかもしれないという考え方に通じています。

３　知識の変容としてのひらめき

ひらめきは、突然湧いてくるもののように思われるかもしれませんが、実際には知識が再編成されて新たな連結や統合が生じ、すでに持っている知識が新たな意味を持って意識に浮かび上がる現象です。実際に、知識は記憶のようにそのままの状態でなく、気づかないうちに再構築される可能性が示唆されています。

それでは、安静時や睡眠中の意識に上らない状態でどうやって記憶は変容するのでしょうか？

無意識下での記憶の変容

多くの経験は、長期記憶の中で一回きりの出来事を記憶するエピソード記憶として最初に記憶され、固定化されます。これらは特定の状況で起こった出来事に関する記憶ですが、すべての知識は最初はエピソードの側面を持っています。しかし、経験を重ねる中で、これらのエピソード

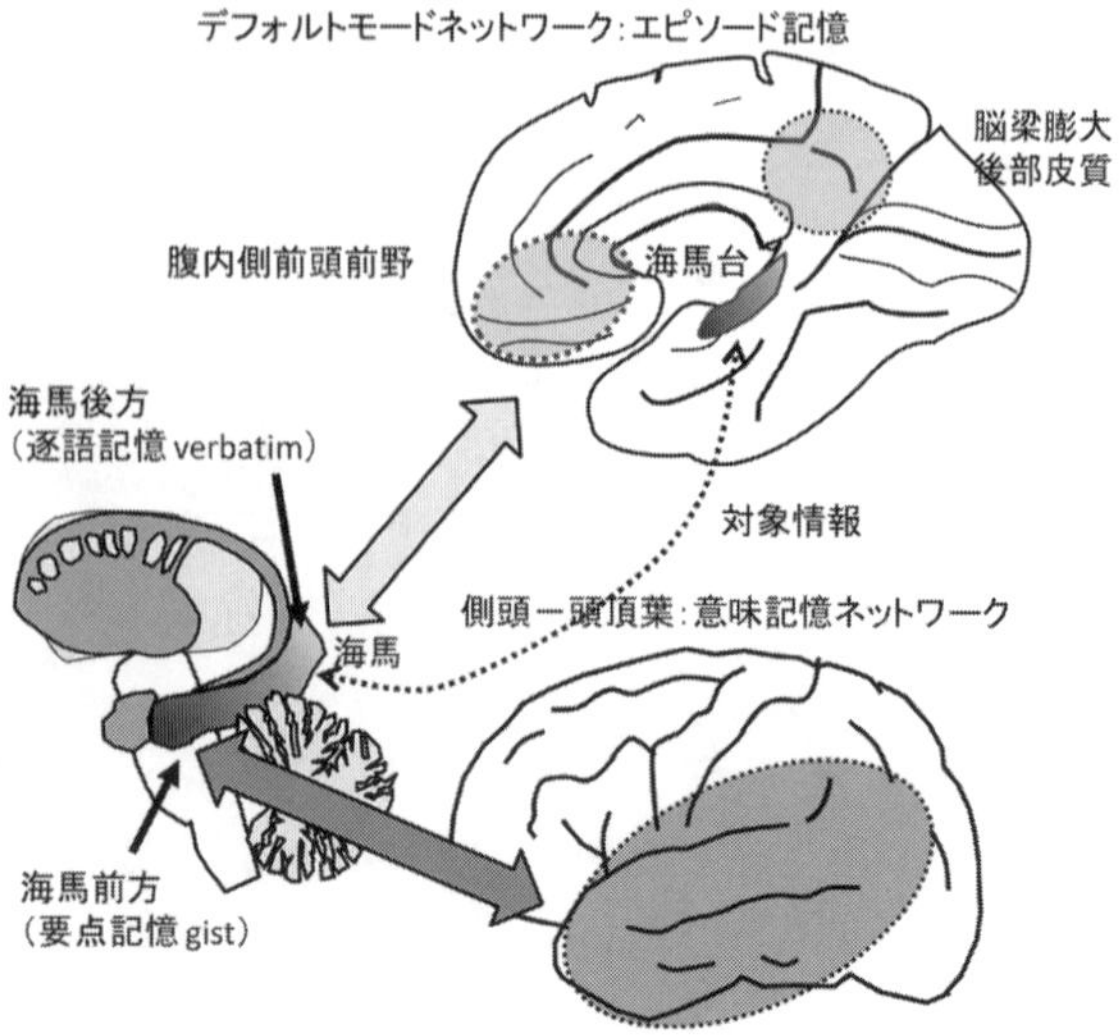

図６　海馬は内側のDMNのエピソード記憶にも、側頭葉、頭頂葉の意味記憶ネットワークも関わり、エピソード記憶から、より一般的に図式スキーマの形成にも関わる

記憶は再現性のある一つの事実として記憶され、それはある概念としての意味記憶として定着することが知られています。この過程では、関連する多くのエピソードから共通の要素を抽出したり、記憶の要点をまとめてカテゴリー化したりすることが含まれます。ある時はシェパード、ある時は秋田犬と、それぞれ特徴が異なる個別のエピソード記憶ですが、しだいに4本の足と耳があり、わんわんと吠えるなどいろいろな共通の特徴をもつ概念として　犬という意味記憶になります。これらのプロセスは、通常は無意識の状態、例えば夢を見ている睡眠中や、ぼんやりとしている時に脳が自発的に行う

ものです。

海馬は大脳皮質との密接な関係を持ち、記憶の形成と呼び起こしに関与しています。通常、日中は大脳皮質の活性化が海馬に影響を与えることが多いですが、安静時や睡眠時には逆に海馬が大脳皮質に影響を与えることがよくあります。これが記憶の探索や変容に関与するプロセスです。

実は、海馬には機能的に異なる部位が存在し、人間の場合、前後に長い構造であり、さらに左右に分かれています。左右の部分では、言語と非言語といったそれぞれの種類の記憶を扱う割合が異なることが知られています。また、前方と後方での長軸方向でも、異なる種類の記憶を処理すると考えられています。前方の部分では個別の項目の共通点などを記憶する要点記憶、後方の部分では個別の項目を一つ一つ覚える詳細記憶と呼ばれる記憶を担当している可能性があります。動物の場合、前方は細かい空間的な地図、ローカルな地図を表現し、後方はより広範な粗い地図、グローバルな地図に対応するとされています。ヒトの詳細記憶は、例えば、交差点、ポスト、信号、コンビニ等の個別の記憶で、要点記憶はこのような項目が配置されているある町という記憶に該当します。

人間の場合、要点記憶と詳細記憶の分類は地理的なものより認知的なものになります。いくつかの項目を与えられて記憶する課題を行うと、後でその中に含まれていない情報を誤って想起することがあります。例えば白衣、薬、消毒液、看護婦、聴診器などが与えられ記憶する課題を行い、後から想起すると、その記憶項目にはなかった医者なども誤って想起してしまうことがあります。

これは、脳が異なる要素を類型化して覚える傾向があるためで、特定の状況に関連する情報をまとめて覚えてしまうことがあるからです。このような誤記憶を引き起こす「誤再認課題」を通じて、記憶の特性について研究が行われています。

ブレイナードとレイナ（Brainerd & Reyna）によれば、詳細記憶は文字通り具体的で詳細な個別の記憶です。一方、要点記憶は個々の記憶からカテゴリーやスキーマを抽出して形成されるタイプの記憶です。通常、個別の記憶が形成され、その後で抽象的なカテゴリーやスキームが段階的に形成されると考えられています。聞いた物語を再生する研究などからも、人は詳細記憶と要点記憶を両方並列し二重記憶として記憶されることが示されています。

興味深いことに、睡眠中の記憶処理には、個別の項目を固定化するだけでなく、経験を抽象化し、新しい経験を既存のスキーマに統合し、経験の要点を抽出するプロセスが含まれるとされています。このようなスキーマとしての記憶は要点記憶と呼ばれ、一つの経験からエッセンスを抽出しているとも考えられます。

記憶が影響しあい、ひらめきが生じる

長期記憶のうち、エピソード記憶と意味記憶は、明示的な知識として意識的にアクセスできる記憶とされており、これらの記憶は海馬を介して大脳皮質で形成されます。意味記憶は主に大

脳皮質の外側部分に位置する側頭葉、頭頂葉、そして前頭葉にまたがるネットワークによって表現されます。一方、「エピソード記憶」とは、個人が経験した特定の出来事に関する記憶であり、大脳皮質の内側のデフォルト・モード・ネットワークとしても知られている場所がかかわります。

大脳皮質の広範な領域に、それぞれ異なるタイプの記憶が表現されています。海馬と大脳皮質のやり取りで、それらの記憶が相互に影響し合うことができ、エピソードに新たな意味が生まれ、ある意味記憶が一つの経験から異なる意味に変化する可能性があります。このプロセスにおいてひらめきが生じると考えられます。

さらに海馬は後部帯状回とも機能的に連携します。ここはエピソードのシーンをイメージ化し、再構築することに関与しています。これにより、過去のエピソードの回想的記憶だけでなく、どんなエピソードが将来起こりそうかというような未来の予想や「展望的記憶」をイメージとして想像するメンタルシミュレーション機能としても働きます。

安静時の海馬および脳幹からの大脳皮質への内的な活性化は、このような記憶に関連する大脳皮質を広範に活性化し、大脳皮質内で離れた部位に格納された記憶内容が、互いに弱い結びつきがあれば、より強固になったり再構築されたりするプロセスを探索的に活性化すると考えられます。この過程は「マインドワンダリング」であり、ぼんやりとした状態と言えるでしょう。また、ひらめきに関して言えば、インキュベーションの段階の過程と考えられます。

第6章　文系より理系がひらめくのか？

1　理系におけるひらめき、システム化

ひらめきが創造性に発展し、多くの人に共有され、歴史的に蓄積されると、それを学ぶ学問が生まれます。現代にはさまざまな学問分野が存在し、それぞれ特徴や共通の考え方を持っています。その中でも、理系と文系という分類が高校や大学の教育で今でも影響を持っています。特に大学では、理系か文系かによってカリキュラムが異なり、実際の入試でも文系理系の違いが顕著です。大学を卒業した後も、理系という言葉はエンジニアリング、情報技術、機械工学、科学、技術、工学、数学などに関連づけられます。一方、文系とは経済学、教育学、文学、心理学など、人間活動に関わる分野を指し、時には人文系とも呼ばれます。

理系のひらめき・文系のひらめき

理系の分野における具体的な事例として、ジュール＝アンリ・ポアンカレ（１８５４－１９１２）というフランスの数学者、理論物理学者、科学哲学者が挙げられます。彼は直感を非常に重要視し、突然のひらめきや洞察の瞬間について自身の経験を著書で紹介しました。ポアンカレは、創造的なプロセスにおける無意識の思考と直感の役割を強調し、特に当時電子計算機が存在しなかった時代に、予測不可能なカオス的な挙動について述べたことが注目されています。これは、彼の著書では数個の数式によって表現される系の挙動を、おそらく頭の中で実際に多次元の空間にプロットして、その全体の点がどのような挙動をしめすかをシステムとして直感的に捉えたことから、稀有な数学者として評価されています。

技術開発の分野の事例としては、発明家のトーマス・エジソンのひらめきは、米国特許の取得によって十分に示されています。彼は電球などの革新的な技術をもたらし、新しいアイデアを見つけ出し、製品化しました。彼の言葉によれば、発明とはひらめきの１％と、汗による99％の努力から成り立つということがよく知られています。理系のひらめきはしばしば、その後の検証や実用化が大変であることを言い表した言葉です。

一方、文系の分野の事例として、ジェイン・オースティン（１７７５－１８１７）というイギリスの小説家が挙げられます。彼女の代表作である『高慢と偏見』は、18世紀末から19世紀初頭のイギリスの田舎を舞台に、女性の結婚事情と、誤解と偏見から生じる恋愛の軌跡を描いた恋愛小説です。オースティンの作品は、緻密な人物描写と軽妙なストーリー展開により、傑作とされています。彼女の小説は、人々の感情や心情を描写する力が特に際立っており、これは文系の作家らしい共感性を示す特徴です。

さらには公民権運動で有名なマーティン・ルーサー・キング牧師の「私には夢がある」のスピーチは、歴史的に多くの共感を生み出して社会運動へと発展しました。アメリカの歴史と差別に切り込んだ語りは、文系的なひらめきの例といえます。

脳科学的観点から見る理系脳と文系脳

理系と文系の違いを脳科学的な視点から考える際、バロンコーエンらの研究に基づいて、脳の働きのタイプを共感能力とシステム化能力の観点で分けることができます。彼らは、これらの能力を測定するために60万人を対象に調査を行いました。参加者は、システム化指数（SQ）と共感指数（EQ）と呼ばれる2つのアンケートに回答しました。

SQは、システム化への関心度を測定します。つまり、地図の読解、文法のルール、自転車の整備、医学、電車の時刻表など、物事に対する関心のレベルを示します。高いSQスコアを持つ人は、コンピューターや車のエンジンなどのメカニズムに興味を持つタイプの人々です。

一方、ＥＱは、他人の思考や感情をどれだけ簡単に理解できるかを測定します。フレキシブルなコミュニケーション、教育、共通の信念に基づく協力、さらにはスピリチュアリティ（霊性）に対する受容力などを示す指数です。

この調査の結果、共感能力とシステム化能力は、平均値付近に大勢分布し、上下は緩やかに分布が減っていく正規分布を示しましたが、注目すべきことは、共感能力が高い人はシステム化能が低く、逆に共感化能が低い人はシステム化能が高いというように、これらの能力が反比例する傾向があることです。その結果、脳のタイプを五つの異なるカテゴリに分類できることが示唆されました。

脳科学的な観点から見ると、共感力とシステム化能力のバランスによって、五つの異なる脳のタイプを識別することができます。これらのタイプは、ニューロ・ダイバーシティ（神経多様性）の一例であり、学校や職場などで出会う人々が異なる脳の特性を持っていることを示しています。どのタイプも優れているとか劣っているとかではなく、単に異なる多様性を表しています。この多様性は、長い進化の過程でそれぞれのタイプが異なる環境に適応し繁栄するように進化してきた可能性があると考えられます。

これらの脳のタイプは、主に大脳皮質内側に位置する共感回路と大脳皮質外側に位置するシステム化メカニズムのバランスによって決まります。共感回路は社会的な感情や情緒に関わり、システム化メカニズムは物事の機能や仕組みに対する興味に関連しています。

さらに、後の研究では、共感能力とシステム化能力の高さが、個々の職業選択にも関与していることが明らかになりました。具体的には、共感力が高い人々が人文系の職業に、システム化能力が高い人々が科学、技術、工学、数学の分野すなわちＳＴＥＭ分野の職業に関連している傾向があることが分かっています。

理系の特性・システム化能力

システム化脳は、実際に科学技術の分野で非常に重要な役割を果たす能力です。システム化メカニズムは通常４つの段階に分けられ、これらを合わせて「システム化する（システマイジング）」と呼ばれます。

第１段階では、何か現象に遭遇し、その理由について疑問を持つ段階です。この段階では、「なぜだろう？」、「どうやって？」、「何が起こったのか？」、「いつ？」、「どこで？」などの質問が次々と湧き上がります。子供たちは特に２歳を過ぎると質問を積極的にするようになり、これは脳の中で「システム化メカニズム」が活発に働いていることを示唆しています。

第２段階では、現象の背後にあるメカニズムに関して仮説を立て、質問に答えを見つけようとします。この段階ではひらめきが必要であり、通常、すぐにはひらめかないことがあります。そのため、試行錯誤や、意識の外で考え続ける「インキュベーション」の状態に入ります。つまり、ある出来事（インプット）が異なる出来事（アウトプット）に変わる可能性がある背後にある因果関係を探求します。

第3段階では、ついにひらめきが生まれますが、これは仮説であり、まだ確証は得られていません。したがって、確認と検証を行おうとします。例えば、天動説に従って、地球を中心に他の惑星の軌道のデータを集めても複雑なパターンになってしまいますが、地動説に従って、太陽を中心に地球を含む惑星の軌道を調べると、全てが楕円軌道の統一的なパターンにまとまります。単純な仮説、すなわち太陽を中心とする地動説がはるかに物事を単純に理解できると気付いたとき、ひらめきを感じます。複雑な現象が単純な一つの規則や法則であらわされるときに、科学者はひらめきを感じるわけです。

第4段階では、仮説が発見されると、その仮説が正しいかどうかを考え、実際に確認しようとします。このプロセスを繰り返し、仮説を修正し、納得するまで検証します。この小さなループは、何度も繰り返されることがあります。

この小さなループを納得するまで数十回、あるいは数百回繰り返すでしょう。バロンコーエンはこのようなパターンを「if-and-then パターン」と呼びました。この中で、ある仮説の部分が「if以下のところ」に来るものです。信号では「色に従って行動する」という仮説（if）で、そして（and）現在が青なら（then）、進める、ということになります。このようなパターンは世の中に多数あると考えられています。

これは、科学者が研究で新しいことを発見するプロセスそのものでもあります。また、乳幼児もある意味では生まれながらの科学者と考えてもよく、好奇心を示す2歳くらいからは、多かれ少なかれ環境に対してパターンを探し、試行錯誤をして、ある種の仮説を見出し、検証しようとします。例えば、手で振ると音のなるおもちゃは、遊びながら、手で取って動かすと音がするので興味を持って、繰り返し、音を鳴らします。どんな手の振り方が、どんな音になるかしだいに分かり、そのこと自体がとても探究的ですし、楽しそうです。

このように大人も子供も、システム化の能力により、周囲の出来事や事象から仮説をひらめき、検証を繰り返すことを日常的に行っています。したがって、このような仮説をひらめき、検証をする行為は、人間には本能的なものと言っても良いでしょう。システム化脳は、専門的な訓練を受けた科学者や技術者だけではなく、私たちすべてがシステム化する能力を持っていると言えます。

脳科学的には、執行系ネットワーク、特に言語に関する前頭前野、側頭葉、さらには頭頂葉の外側の領野が、論理的な思考やシステム化能を支えています。しかし、システム化能は、脳の働きの一部でしかないとも言えます。

2　文系におけるひらめき　ナラティブ

文系の例えば文芸作品としての物語と、理系の科学論文では、同じ言葉を用いていても全く印象が異なります。前者は想像上の話であれ、事実であれ、語り手がいて、ある視点からの人の営みが時間的に展開する構造で、多様な解釈や意味が生まれる余地があり、ナラティブと呼ばれます。一方で科学論文や技術論文は、論理的に構成され、if and then など論理的に記述され、なるべくその指示対象をはっきりとさせる言葉を用い、比喩や解釈が関わらないような字義通りが望ましい。さらに多くの場合は現在の時制で記述されます。

このような、ナラティブ思考と論理分析的な思考においては、ひらめきも異なると考えられます。どうやってナラティブ思考に関するひらめきを捉えたら良いでしょうか？

世界を舞台に見立てる「ドラマティズム」

ナラティブ思考に関するアプローチとして、ケネス・バークは「ドラマティズム（Dramatism）」を提案しました。このアプローチでは、ナラティブを人々の社会における行動を動機づけた人によるドラマとして理解します。そして、言語の使用を人間関係を分析するツールとして活用します。

この考え方によれば、世界は舞台であり、そこにいるすべての人々は役者です。彼らの行動は、その舞台の上で繰り広げられるドラマの一部であり、人々が行動する動機づけと関連づけて理解します。つまり、人々はある状況に応じて行動するように「動機づけ」られているということで、劇中の俳優がどのように行動や機能を動機づけられるかに似ています。人生は舞台であり、人々はその舞台で役者として振る舞うという視点です。

ケネス・バークが提唱したドラマティズムの理論的枠組みは、文学の創造性とも関連していきます。このアプローチは、人間のコミュニケーションや象徴的な行動を分析する方法として用いられ、しばしば文学や修辞学、言語や象徴の研究に応用されます。ドラマティズムは、創造的なプロセスや文学作品における人間の動機や視点の探求に対する洞察を提供します。

論理分析的思考とナラティブ思考はいくつかの点で異なります。

例えばナラティブ思考では、一般的に再現性よりは逸脱、特異なエピソードであることがテーマになることが多い。むしろそのために意味を解釈しようとしたりすると考えられます。一方の論理分析的思考は、多数のデータが前提であり、予測可能性が求められます。

ナラティブ思考では、視点が重要であり、複数の視点がひとつのストーリーには関係しています。視点が異なれば、同じ出来事が異なる解釈を生むこともあります。論理分析的思考では、視点によらない普遍性が求められます。

ナラティブ思考では、しばしば対立や矛盾、それに伴う情動が、その話を進める原動力になります。しかし、論理分析思考は、一つの論理の世界として基本的には矛盾はなく、情動は排除され整合的な世界が描かれます。

ドラマの中で使われる言葉は必ずしも文字通りの意味ではなく、メタファーとして使用されることが、この理論の基盤を形成しています。私たちが行うことの一部は動物的な欲求によって動機づけられ、一部は象徴的な意味によって動機づけられると考えられます。例えば、水を飲むことは渇きを満たすためであり、これは動物的な欲求です。このような本能や情動については、人間の共通基盤として理解することが重要です。また、言葉などの象徴や記号としての特性を理解することも重要です。

社会において、私たち人間はナラティブや物語に関しても選択を行うエージェントとして存在します。多くの人々が社会的行為者として、選択から行動する能力を持っているのです。

ドラマを形作る因子

ケネス・バークは、人間ドラマは5つの主要な要素から成り立つとして、ドラマティスティック・ペンタッド（ドラマの5因子説）を唱えました。その5つの要素とは以下のようなものです：

1　行為（Act）："What"　何が行われたのか。バークによれば、ペンタッドの「行為」とは、「思考や行為において、何が行われたかを名指しする」ものです。

2　場面（Scene）："When" "Where"　バークによれば、「場面」とは、「ある行為の背景、それが起こった状況」と定義されます。

3　行為者（Agent）："by Whom"　誰がそれを行ったか。バークは「行為者」を「どのような人、種類の人がその行為を行ったか」と定義しています。

4　行為の手段（Agency）："How"　手段に関連するもの。バークは「エージェンシー」を「どのような手段を使ったか」と定義しています。

5　目的（Purpose）："Why"　なぜそれが起こったのか。これは、行動の背後にある動機と関連づけられ、分析の主要な焦点となります。

5因子は現在起こりつつある行動をドラマとして捉えていますが、行動には過去に由来する因子も必ず関わるものです。そこで6番目の因子として「6　態度（Attitude）」を加えることにしました。これにより、行為を行う前の準備状態や心理的要素を含めることが可能になります。このドラマティスティック・ペンタッドを活用することで、ドラマや人間の行動に対する深い理解を得る手助けとなります。

作家が一つの小説を考えるとき、一般的には創造のための長い過程が存在します。コナン・ドイルは多くの探偵小説を読み、その探偵の描き方やプロットに不満を持ちながら、しだいに自分ならどんな探偵が主人公の話を書きたいだろうと考えました。シャーロック・ホームズという探偵と助手のワトソンが、抜群の観察力とひらめきで次々と難事件を解決する　というようなプロットを思いつき、しかも次々と起こる事件が互いにつながり、シリーズにしてはどうかと考えたのです。このような一話完結とシリーズとしての物語の二段構えの探偵小説は、当時としては画期的でした。ホームズは今や、コナン・ドイルという作家を超えて存在するといってもよいのです。つまり文系のひらめきは、一つの作品がその作家の思いを超えて独り歩きするくらいのリアリティが虚構の世界のうちに創り上げられるか否かで判断されるでしょう。そのナラティブの影響力は作者を超えたゆえに、いわゆる古典として長く人々の記憶にとどめられることになるのです。このようなナラティブのひらめきは、長い時間を要するでしょう。

また、特撮で有名なゴジラというキャラクターのひらめきとそのナラティブも、大変興味深く思われます。ゴジラとは核の恐怖を具現化した存在で、このキャラクターをひらめくと、あとは初代のキャラクターの上に様々なバージョンのゴジラが以後製作されます。ナラティブ思考には伝搬性があり、原作者の想像を超えてストーリーやそのキャラクターが独り歩きし、次々と新たなナラティブを生みだす点で創造性があります。

一方で、即興的に生まれたナラティブのひらめきの例があります。マーティン・ルーサー・キング牧師の「私には夢がある」スピーチは、特に有名な後半部分が即興で話された歴史的なひらめきの典型的な例です。このスピーチはドラマティックな要素が豊富で、動機として過去の人種差別の罪を今後は平等の精神をもって贖おうとする贖罪の物語が見事に描かれています。

具体的には、黒人に対する迫害（行為）が続いており、奴隷解放宣言から100年後のアメリカ社会を背景にした（場面と時期）、そして多くのアメリカ人（行為者）による差別と偏見によって（手段）続く黒人への迫害が語られます。黒人の辛く抑圧された心理を描き（態度）、100年前に宣言された奴隷解放により唱えられたアメリカの平等の理念を改めて復権すること（目的）を訴えました。

このナラティブには、アメリカ社会の白人の視点、黒人の視点、憲法制定者の視点などが含まれており、またそこには平等と偏見という対立が描かれています。平等への強い意志が語り手の言葉や非言語的なスピーチの雰囲気に現れており、熱い感情が満ち溢れ、聞き手を行動へと駆り立てるような力があります。同時にケネス・バークの5つの主要な要素が含まれた短いドラマと言えます。

このスピーチは、客観的な事実を感情を抜きに並べる論理分析的思考とは異なり、感動的なストーリーテリングを通じて人々の感情を刺激し、行動へと駆り立てるナラティブ思考の素晴らしい例です。

ドラマやナラティブが持つ共感性による世界理解

このようなドラマの思考は、子供の発達の中で、論理的思考よりも早くに芽生えてきます。生後まもなくから、子供たちはドラマティックな要素を持っており、養育者とのコミュニケーションにおいて、言語や非言語の信号、記号を通じて他者の心の状態を理解することが大切です。例えば、子供と養育者との関係において構築される愛着システムは、ひとつのパターンです。その中での不安や回避といった人間独自の情動や行動は、すべてドラマの要素であり、個人のナラティブを形成する一部ともなります。

バークのドラマティズムの考え方は、拙著『学ぶ脳』（岩波書店）でとりあげたブルーナーのナラティブ思考とよく一致しています。それは、科学によるシステム化能による世界の理解とは異なる、ナラティブによる世界の理解の可能性を示唆します。

科学的理解やシステム化能的理解は、検証により文脈によらない真実を明らかにするアプローチです。一方、共感性により人を理解するナラティブ思考、つまり物語的世界の理解は、一回だけの出来事で、検証は難しく文脈に依存するアプローチです。

ナラティブ思考では、様々な視点から記述される可能な世界の人の営みが行為、場面、行為者、道具性、目的の観点で物語として理解されるのです。語られたナラティブは、その人の観点から真実であり、聞き手はそのことを承認して受け止めます。キング牧師や黒人の視点から見た奴隷解放宣言後の１００年のアメリカでの差別の歴史と、白人の見た同じ１００年で差別がなくなったと思う歴史では、全く異なるわけです。

厄介なことは、科学における事実とは異なり、様々な視点の解釈に常に開かれている点です。この点で重要なのは解釈と評価です。科学は論理的一貫性が求められますが、ナラティブでは論理的一貫性が壊れることがあります。しかし、それにもかかわらずナラティブは人間の営みとして理解可能で、共感性を生み出せば、大きな社会変革につながることがあります。

ナラティブは言葉によって表現されれば書籍や文字の文化リテラシーに属しますが、物語が演じられれば演劇となり、身体表現を含むパフォーミング・アーツになり、むしろオラリティ＝口承文化に近づきます。ナラティブの起源は、文字のない太古の時代にまで遡ることができ、論理分析的思考よりも身体表現を伴うナラティブ思考は、歴史的に非常に古いと言えます。

ナラティブ思考は、大脳皮質の内側でデフォルト・モード・ネットワーク（ＤＭＮ）などの内側の領域と関連し、ここは社会性にも関わる場所と考えられています。ＤＭＮは他者・自己理解、時間認識、ストーリーの理解、ナビゲーションに関与し、海馬とのつながりや想像にかかわる部位とも関連しており、これらがナラティブの世界を理解または生成するのに関与しています。論理・分析思考が主に大脳皮質の外側、特に左脳で重要であるのとは異なり、ナラティブ思考では非言語的な理解も重要であり、右脳の働きが物語の解釈に必要です。

ナラティブ思考の影響力

ナラティブ思考と論理分析的思考は大脳皮質を内側と外側に分ける異なる様式の思考であり、どちらも人間にとって重要な思考形式です。それぞれのひらめきは創造性を生み出し、人類の長い歴史の中で文化的に多様な価値を表現しています。

しかし、現代社会では、普遍的で一貫性のある論理・分析思考が重んじられ、多様性ある視点に依存したナラティブ思考はしだいに副次的なものと見なされる傾向があります。実は人への影響はナラティブ思考のひらめきもきわめて重要で、人々は、むしろ科学よりナラティブに影響されやすいのです。

例えばコロナがまん延し、行動制限やワクチン接種が科学的な観点で推奨されましたが、一方で、これらの政策の影には陰謀があるという陰謀論のナラティブもまたまん延しました。

実際、キング牧師は、ナラティブ思考の怖さも知っていました。ナラティブ思考に導かれた集団思考による弊害や、同調圧力、メディアの操作の危険性も、公民権運動の中で同時に訴えていた点で先見の明があるといえます。

3　論理分析思考とナラティブ思考の連携によるひらめき

理系的ひらめきと文系的ひらめきは、それぞれ異なる特徴を持ち、一人一人が両方を備えていると考えられます。これらを統合するようなひらめきにはどのような特徴があり、どんなアイデアが生まれるのでしょうか?

連携によるひらめきの例

一つの例が、ジェームズ・ラブロックによって提唱されたガイア仮説です。この仮説は、地球を生きた巨大な生命体とみなし、地球が自己調整機能を持つという発想から生まれました。地球を一つの生命体としてとらえ、いわば擬人化した発想が背景にあります。人はホメオスタシス、すなわち恒常性を目指すように調節します。これを地球に投影して考えれば地球環境の中にも恒常性を目指す自己調節機構があると考えられるでしょう。地球と人間を共演者ととらえれば、人は地球を制御したり、搾取したりする関係なのか、共生する関係なのかなど考えることができるのではないでしょう。また温暖化などの異常環境は、地球から人間への警告としてとらえることもできるでしょう。両者は共生関係を望むのか、それとも解決できないまま人が住めない荒廃した未来になるのかは、このストーリーにおける人間の行動によるわけです。

地球のことなので、本来はとんでもないビッグデータが必要な議論です。しかし限られたデータであってもナラティブ思考に基づいた比喩的理解なら、どのような未来に向かうストーリーなのかを考え、人間がどのような方法で行為者としてこのストーリーを展開したのかを考えることで、科学的論理分析思考の限界を超えて考えてみることはできます。このようなナラティブ(語り）で、地球環境問題をわかりやすく人に伝えることができるように思われます。持続可能な開発目標（ＳＤＧｓ）の議論は多方面にわたっており、科学の観点から論理分析的議論や対策の提案が続いていますが、一方でナラティブ思考も、それぞれの分野でどのようなストーリーを描きたいのかが問われているといえます。

また、一つの発明においても、その背後には理系思考と文系思考の統合が見られることが少なくありません。例として、モールス符号は画家であるモールスによって発明されましたが、科学者であるジャクソンとの出会いがきっかけでした。モールスは、人々が離れていてもコミュニケーションできる可能性にひらめきました。そして、バッテリーの専門家、符号化の専門家、投資家との協力により、モールス符号が実現されました。このように、多様な視点と方法、積極的な関与が交流やイノベーションの源泉となり、ひらめきを生み出すことがあります。人とナラティブの共有が、イノベーションの源泉であり、さまざまなひらめきを生み出す要因となっています。

システム化能力の高い人、すなわち論理分析思考の高い能力を持つ天才は、しばしば孤高の人としてイメージされがちです。しかし、実際には多様な人々との偶然の出会いが、ひらめきの連鎖を生み出すことがあります。この連鎖には社会的な情動やナラティブ的な要素が関与します。ひらめきは、個人内部ではなく、人と人との間で発生することがあり、論理分析能力とナラティブ能力が、個人の目に見える形で社会に現れるのです。

実際に、人の脳が進化する過程で、パターンを見つける「システム思考」ないしは「論理分析思考」と、心の理論を含む「ナラティブ思考」の両方が相乗的に働くことで、文化として多くの人にその恩恵を与え、またさらなる進化を遂げたと考えられます。

論理分析思考とナラティブ思考の相乗効果

どのような相乗効果があるかを考えてみましょう。

（1）論理分析思考と共感能のもたらす協調性により、個人だけでは不完全な理解から一つのパターンに収束しやすくなります。他者の意図や信念を理解することで新たな展開の可能性が生まれ、ひらめきが育まれやすくなります。例えば、当初モールスは、電気により通信を考えましたが、符号化などの効率化だけでは解決できず、袋小路に陥っていました。しかしそんなときに電気を作るバッテリーの研究者との出会いがあり、解決できました。

（2）共感化能に関わる大脳皮質の内部ネットワークはナラティブ的能力や想像力にも関与し、多様な可能世界を生成して理解できるようになります。これにより、システム化能が一律の理解にとどまる傾向を柔軟化し、ギャップのある論理を物語で埋めることができ、次の科学技術のイノベーションの目標につながることもあります。例えば、十分データがないと普通は新しい治療法は試せませんが、ジェンナーが医師として活動していた頃に、乳搾りなどをして牛と接することによって自然に牛痘にかかった人間は、その後天然痘にかからないという農民の言い伝えがありました。このような口承で伝わった話はナラティブの一つで、これだけでは科学的根拠になりません。伝染病をなんとかしたいと思う気持ちがあり、たとえ言い伝えであっても、そこに妥当性があれば、論理分析的には不確定なのに行動に踏み行くことができます。このようなときには論理分析思考も、一例でも可能なシナリオを考えるナラティブ思考の助けにより勇気ある行動に踏切り科学的発見に導いた例と言えます。

（3）システム化能の高い人も、共感能の高い人を介して多数の人が協力し合うことで、大きな力を発揮します。共感化能は他人の信念を理解し、広範でグローバルな知識や技術として拡散させる役割を果たします。これにより協働性の網やコラボレーションネットワークが形成されます。システム化能は専門知を生み出しますが、現在は専門知だけでは太刀打ちできない問題も多く、専門知を市民にもわかる生活知に翻訳しつつ、共感化能により専門家と市民を巻き込んだ科学を超えたトランスサイエンスの運動へと繋がります。昨今ではコロナ禍の対策で、感染制御の専門家以外にも、経済の専門家、社会学の専門家などが総合的にチームを作り対処することが始まりました。このような専門の研究者を集め全体として研究活動の企画・マネジメントする人材として共感能の高いコーディネーターが活躍しています。

しかし、ナラティブ思考と論理分析的思考は、その長所と短所を知った上で悪用されることもあります。例えば、ケンブリッジ・アナリティカはデータマイニングとデータ分析を手法とする選挙コンサルティング会社でした。彼らはSNSなどの大規模ネットワークから個人の反応パターンを解析していました。それを利用して各個人のナラティブ思考を特定の方向に誘導しようとするSNSの発信をして、実際に人の選挙行動に影響を与えたとされる事件が発生し、非常に大きな政治的問題に発展しました。我々は、これらの思考アプローチの長所と短所を正しく理解し、判断する必要があるでしょう。

チャールズ・サンダース・パースが提唱したアブダクションは、不十分なデータから背後にある論理を推定する思考プロセスであり、直観やひらめきの一形態とされます。直観は誤る可能性があることを認めた上で、論理の限界を超えることが、真の創造性につながると考えました。しかし彼は、新規なひらめきは直観であり、誤る可能性が否定できないことをよく理解していました。そのため、その確認には社会的な合意や、検証が同時に必要であることも述べています。

したがって彼の記号学は、アブダクションを含むことで、社会的に開かれた柔軟な論理学を生み出したとも言えます。その意味では、論理分析思考とナラティブ思考が協力した記号学と言えるかもしれません。

第7章　地頭力と自頭力によるひらめき?

1　地頭力としての仮説生成によるひらめき

最近、「地頭力」という言葉をよく耳にします。これは、物知りや理解力と並ぶ能力として捉えられ、考える力の一部とされています。地頭力を発揮する方法の一つとして、フェルミ推定というものがあります。

フェルミ推定とは

フェルミ推定は、実際に調査することが難しいような捉えどころのない量について、いくつかの手がかりをもとに論理的に推論し、短時間で概算する方法です。例えば、「東京都内にあるマンホールの総数はいくつか?」や「地球上に蟻は何匹いるか?」など、一見見当もつかないような量に関して推定すること、またはこの種の問題を指します。

　多くの前提知識がない状況で、仮の推定を多数立てて、論理的に推定することが課題となります。この点で、論理の中では演繹、帰納、仮説検証という分類で考えると、一旦、現実での調査や検証が難しい場合でも、自由に思考力を駆使しながら仮説を立て、それに基づいた演繹的な推論を行い、少しでも数のわかる部分的なデータがあればそれを元に帰納的な思考を活用して推定する思考が必要です。

「東京都内にあるマンホールの総数はいくつか？」という問いに対し、部分的な情報として、東京の人口（日本の人口1億人以上は既知として東京の人口は一割より多いと推定して約１３００万人）や、世帯数（一世帯は一人暮らしも多いが、家族もいるとして推定された平均は2人程度）を用いある程度推定から仮説を立ててみます。例えば世帯数に応じてマンホールは設置されているのではないか、等です。また日頃の自分の住んでいる近所や周囲を歩いた経験からマンホールはどの程度に一つあるのか何世帯で一つくらいあるか、経験的に帰納的に考えてみます（10世帯に一つくらい？）。これらの情報から、演繹的に計算で答えにたどり着くことができます。もちろん推定が誤れば答えも違いますが、大切なことは、仮説、演繹、帰納を十分駆使して、頭の中で導いてみることです。

　有名な物理学者であるアルベルト・アインシュタインは、特殊相対性理論や一般相対性理論など、革新的な理論を生み出しました。彼の革新的な理論が生まれた背景には、彼が優れた物理学者であるだけでなく、独創的な思考力を持っていたことが考えられます。

当初、光の速さに近い速さでの移動など、技術的にはまだ試されていないことが多かったため、彼は想像力を駆使する必要がありました。アインシュタインは驚くべき想像力と視覚化の能力を持ち、見えないものを可視化したり、抽象的な概念を視覚的に考え、それをもとに思考実験を行いました。

例えば時空間は観測者により相対的という概念を理解するのに、動いている列車のちょうど中央で前後にボールを飛ばすと、前後に同時に届くはずです。しかしもしボールでなく、光を前後に飛ばすとすると、「光の速度は誰にでも一定」という相対性理論の法則により、列車の外でも、光のスピードは一定になるので、前に進む光は、列車のスピード分早くならず、列車の前は光源から遠ざかるので遅く、列車の後ろには近づくので早く到着するように外から見えます。したがって、列車の中の人は列車の前後に同時に光が到達することを観察しますが、列車の外の人は、まず列車の後ろに光が到達して、その後に列車の前に光が到達することを観察します。光が列車の前後に到達する時間は、それぞれの観察者により異なるという不思議なことが起こることになるのです。このような可視化できる思考実験を次々に駆使して、アインシュタインは相対性理論の意味を数式を使わずに説明しました。彼は心象や視覚化を活用し、イメージを通じて考え、抽象的な概念を具体化することで、創造的な問題解決に大きく貢献したと言えます。また彼自身もこのような思考実験をしながら、彼の相対性理論を作り上げたとも言えます。

アインシュタイン自身も真理を追求する上で、知識よりも想像力が重要だと考えていました。知識は限定的である一方、想像力は世界全体を包括し、進歩と進化を促進すると信じていました。アインシュタインは視覚的な思考と複雑なシナリオの想像に優れており、これが彼の地頭力の一部でした。

地頭力と、論理分析思考やナラティブ思考との関係

論理的な分析思考においては、データ収集と論理的な分析が重要ですが、データが提供されない場合に対処するのは難しいことがあります。一方、ナラティブ思考では、データが不足していても想像力を駆使してストーリーを考えることができます。ただし、使われる言語やスタイルは異なり、直接的に仮説を検証するのには向いていません。また、二重認知システムのように努力が必要な過程がありますが、必要なデータが不足している場合や新しい分野での課題に対しては、推論には限界があることがあります。

またカーネマンらのシステム１とシステム２の二重認知システムという考え方が提示されましたが（１００頁～）、これと地頭力はどんな関係なのでしょうか？

最近では、二重認知システム論に対して、三重認知システム論が提唱されています。このアプローチでは、従来のシステム２をアルゴリズム的に処理するシステムと、内省的なシステムに分

けることが考えられています。さらに、内省的なシステムは個人の経験に影響を受けやすく、複数の要因によって形成されるとされています。また、内省的なシステムは現実から切り離して、つまり内部で想像の世界でさまざまな可能性をシミュレーションすることが想定されています。

すなわち、地頭力においては、個別の認知スタイルを超えて、自由で創造的な思考が可能とされています。これは、言語や非言語の脳内モジュールを自律的に活性化することで実現され、幅広い一般的な能力と見なされています。

このような柔軟な地頭力を支えるものが心の中のシミュレーションの働きです。そのためには、シミュレーションの基盤となる仮想世界をえがき、それを具体的にするには仮説を生成することが必要です。例えば、「東京都内にあるマンホールの総数はいくつか?」では、世帯ごとに一定のマンホールが設置された世界を想定することができます。そうすれば推定は容易になります。しかしそのためにも、基本的な人口や世帯数の推定は必要になります。

このように、実際にはそれほど単純ではない課題ですが、まず自分の頭の中で仮の世界をある程度具体的に想定してみます。そして自分の想定した世界の中でなら、どんな手続きで課題を解けるか具体化に考えていきます。多少その世界が間違っていても、ある程度大胆に想定すればよいです。その上で、更にその世界に一般化や新しい原理を導入し、類推を行ったり、仮想的な実験を考案し、その結果を予測したりすることができます。

実際、現実から離れていても、自身の五感と経験に基づいて、頭の中でさまざまなことを行うことができます。頭の中での仮説の妥当性を検討し、必要に応じて仮説を改良し、さらにシミュレーションを繰り返すことで、このプロセスが螺旋状に進展していきます。

地頭力において重要なのは、新しいアイデアを生み出す仮説の生成です。これは、これまでの経験したことや想像力の力を借りて、直感的に、ひらめきとして現れることが多いでしょう。さらには想定した仮想世界が実証されれば、それは仮想世界でなく実際の世界像が大きく変化し、社会としてのひらめきになります。

歴史の中でも、物理的世界観は、大きく変化してきました。天動説から地動説、古典力学から相対性理論や量子理論へと導く仮説が次々とあらわれ、それ以前の世界像との違いは、専門家の中では数式のような厳密な科学的表現としても、一般の人にはむしろ可視化されたシミュレーションとして理解が広がったとも言えます。記号学的には、一つの概念は、数式のような記号化でも、イメージのような表現での記号化もありえるので、一つの概念は多数の表現系を持っているとも言えます。したがって、ひらめきの背景には仮説のプロセスの多様な記号的表現があると捉えることもできます。

ひらめきと仮説

仮説生成システム（abductive inference module）は、脳内で、各仮説の特性に応じて広く分散していると考えられます。おそらく、アインシュタインも最初は想像力を駆使し、イメージ化したシナリオを考えたことでしょう。ただし、これを実際に言語化する際には、言語に関連する領域や、関連する知識カテゴリーに関与する部分も関わるでしょう。内部対話システムは、さまざまな機能モジュールのサポートを受けて、通常の脳の情報処理の枠内で説明できると考えられます。

ただし、ひらめきを生み出すためには、仮説生成システムとシミュレーションだけでは不十分です。実際にその仮説のシナリオが正しいかどうかを検証するために、他の視点からも仮説を立ててシミュレーションする必要があるかもしれません。言い換えれば、自分の考えた仮説とは逆の、現実と異なる代替的なシナリオや結果を想像し、考慮する認知プロセスが重要です。このような反事実的な思考力は、自分が持っている信念と異なる視点を採ることも含めて、非常に重要です。

文系的なナラティブ思考においても、個人の責任、非難、後悔、功績などを考える際には、因果関係を意識することが重要です。さらに、その際には特定の出来事が起こった場合と、そうでない場合を想像し、反事実的なシナリオを考えることで、これらの概念を理解できるようになります。キング牧師のスピーチでも、夢として、こんなことが現実になればというような、反事実的なシナリオで将来の子供たちの世界をシミュレーションして語り、その将来から今を見た時に、皆の心に生まれる罪悪感や償いを求めています。

地頭力は、内省的なシステムを含む仮説生成システム、シミュレーション、反事実的推論など、理系思考に限らない能力を必要とします。したがって、文系思考も考慮に入れる必要があり、自己認識力は全脳的な能力であると言えます。

2　地頭力の身体的基盤とひらめき

地頭力は、専門分野にとらわれず、これまで考えたことのないような問題に対処する際に、仮説生成とシミュレーションを駆使し、限られた情報や記憶を元に思考実験や推論を組み合わせて柔軟に対応する能力です。

このような汎用性の能力にはどのような起源があるのでしょうか？

身体性認知

カラザースによれば、科学を可能にする認知能力について、現代の人々と狩猟採集民との間に本質的な変化はないと考えられています。基本的に、私たちは環境の中で身体を使い、狩猟採集の時代には実際に獲物を追い詰め、狩猟していたと思われます。特に「持久狩猟」と呼ばれる獲物の追跡（トラッキング）は、獲物を見失わずに長時間、広範囲を追いかける能力を指します。

短距離走では人間は獲物にかないませんので、獲物の姿が視界に入らないことが頻繁に起こりました。そのため、「推測的トラッキング」が必要とされました。この方法では、狩猟者は獲物の行動や地形、天候などの情報を考慮し、獲物がどこにいるかを判断するために目前の跡（足跡など）だけでなく、仮説を立てます。そして、その仮説が示す方向に獲物の跡を探し、見つかれば仮説が正しいという証拠が得られたとみなし、その方向に進みます。見つからない場合は、元の仮説を再評価し、必要に応じて変更します。

一般的に、身体は認知と環境のインターフェースとして機能し、感覚と行動の接点とみなされています。そして、身体的な基盤の拡張として認知が生まれます。例えば獲物の追跡は、より抽象的な目標の追跡と読み替えられ、狩猟者は問題解決者とみなせます。獲物のいる草原は、知りたい情報が埋もれている情報空間とみなせるでしょう。

身体性認知は、4E（embodied 身体化された、embedded 埋め込まれた、enactment 能動的な、extended 拡張された）認知の視点から説明されており、心は単に脳内にあるだけでなく、身体や環境における身体の状況とも密接に関わっています。これにさらに engagement、参加することが身体性のもつ社会性や環境との相互関係で大切な側面と思われます。現代の人々は、携帯端末やさまざまな移動手段を持つことから、皆がこの拡張された身体性認知を活用していると言えます。

狩猟者たちは、このような身体性に基づいて、獲物の獲得に関して（a）仮説の生成、（b）

仮説の帰結を導き出す、および（c）仮説を受け入れるかどうかを評価する、という三つの過程を実行していたと考えられます。仮説形成は、まさにひらめきに似ています。足跡などを見つけ、その向きや数から、獲物がどのように移動しているかについて大まかな仮説を立てるのです。そして、逐次的にデータを確認し、いくつかの仮説から妥当性の高いものを選び出します。さらに、現在の状況から演繹的に行動を計画し、実際に行動を起こし、仮説が正しいかどうかをデータから検証し、必要に応じて新たな仮説に更新することを考えながら、獲物の位置を徐々に特定し、最適な行動を考えるのです。

海馬の働き

このような身体性に基盤を持つ神経系としては、大脳皮質だけでなく、皮質下の脳部位が関わると考えられます。情動の観点から考えると、三次過程に加えて、二次過程、一次過程も重要です。例えば、海馬はネズミのようなげっ歯類では認知地図の生成や空間的なエサや獲物のトラッキングに関与し、人間では抽象的な仮説検証やシミュレーション、反事実的思考にも関わる可能性があります。

海馬は姿勢や運動に関わる小脳とも結びついており、探索運動によって海馬は認知地図を生成します。この過程では、頭の向きや進行速度などの身体の情報も海馬に重要な役割を果たしています。進化の過程で、小脳は単に姿勢や運動制御だけでなく、言語や認知といった機能にも関与するようになりました。これにより、大脳皮質と海馬、大脳皮質と小脳の関係は、情報地図を形成する進化の一環と考えられています。

海馬は記憶に関連する内側前頭前野や、内側頭頂葉の後部帯状皮質とも連携があります。これにより、過去や未来に対する展望を描くことが可能であり、反事実的な想像にも関与しています。また頭頂葉内側部の深いところ、後部帯状皮質のそばにある皮質は、視覚的なシーンの3次元的な再構成に関わり、海馬を介して、仮想空間の中で、自分の視点からさまざまなシーンを想像することや人物や物を配置することができます。右脳は非言語的な視覚的イメージを、左脳は言語的な想像を組み合わせて、多彩なシーンを想像することができます。

さらに海馬は、詳細な記憶と要点の記憶の2重符号化を行い、要点の記憶が図式やスキームとして意識される可能性があります。海馬の生理機能として、ある入力のパターンと他のパターンを関連付けることができます。その際に、たとえパターンの一部であってもパターン全体を補完する（completion）働きと、似たパターンであっても分離する（separation）働きがあります。このようなことから、海馬は、単に記憶するだけでなく、符号を分けたり、関連付けたり、補完したり、符号化のレベルを一段深めることができます。

そのような海馬の符号化を深める働きが、結果としては長期記憶の一回一回の記憶のエピソード記憶と、一つの概念として他の記号や概念との関連性を記憶する意味記憶を結びつける役割を果たすことができます。そのため、単に記憶だけでなく、仮説の生成にも関わっていると考えられます。

進化の過程で、動物における海馬の、地図を探索しナビゲーションをする役割は、人間においては大脳皮質の発達の結果、言語や記号を扱い、抽象的な情報や対人関係を含む高次の認知探索や、情報空間の「ナビゲーション」の役割を担うように進化したのではないかと考えられます。さらに、デフォルト・モード・ネットワークとの関係を通じて、エピソード記憶から自由に想像したり、メンタルシミュレーションを行ったりすることで、げっ歯類とは比べ物にならない情報処理能力を獲得することができたのです。

３　人のひらめきとＡＩのひらめき

自頭力とは、データや調査に依存せずに、現実から離れて想像の中で自由に仮説を立て、それを基に発展的に問題を解決していく能力と捉えることができます。この点で、自頭力には言葉とイメージの両方が非常に重要です。特に言葉については、文字や言葉は有限ではありますが、その表現力は非常に広大で、ほとんど無限に近いと言えるでしょう。創造的な表現は無限に生み出すことができる可能性があります。

言語の使用という行為

人間の心のこの特徴は、チョムスキーとスキナーの論争で注目されました。チョムスキーはこの特性を「言語使用の創造的側面（the creative aspect of language use）」または「ＣＡＬＵ」と表現しました。この表現には二つの意味が含まれています。一つは、限られた言語手段で無限の表現が可能であるという意味です。これにより、新しい状況を記述するために様々な表現を生み出すことができます。

もうひとつ重要なポイントは、言語の使用はすべて行為であるということです。言語の使用は、外向きの発話（他の人と対話する場合や、自分自身に声を出して考える場合）であっても、内向きの自己対話（心の中で話すリハーサルをする場合も含む）であっても、行動と見なすことができます。

例えば、子供は、積み木を車に見立てたり、バナナを電話に見立てたりという「ごっこ」遊び「ふり」遊びをする時期があります。このような行動は、ある対象を、別な対象の記号や表現とみなし、新たな意味を与えている点で創造的な行動の一形態です。最初は身体的な遊びが中心であり、徐々に想像を伴った遊びへと発展していきます。

このようなごっこ遊びに伴う想像した世界で遊びながら、子供たちは外向きの発話から、自己対話のように自分に話しかけることへと移行してゆきます。このような発話は、さらには、発話を伴わない無言の内的対話として行われ、内言として知られています。ふり遊びのようなエピソードでは、実際に声に出さなくても、想像上の対話を楽しむことがあります。

内的な「ふり」遊びを行う能力は、想像上の言語や行動の遊びが経験に影響を与える可能性があることを示唆しています。例えば、ある子供は、一人で糸巻きと紐を使って、糸巻きを家具の後ろに隠して見えなくしたり、そこから紐を引っ張って糸巻きを見えるようになると大喜びするという遊びに熱中する行動が観察されました。この観察から、行動の意味を解釈すると、実は糸巻きは、母に見立てられており、隠れたり現れたりすることで、遊びとして喜ぶ姿は、実は母親がいなくなって寂しい気持ちを紛らわすための行動ではないかと解釈できます。

そのため、外部の刺激に依存しない想像上の言語や行動の遊びが重要であり、行動主義者であるスキナーが提唱したように、生物の行動が外部の報酬によってのみ学習されるという考え方だけでは説明できないことが理解されるべきです。

比喩や隠喩が「経験」の役割を果たす

言語は、単に語彙的な意味だけでなく、比喩や隠喩を用いて概念を描写する能力も持っています。人間の認知システムは、異なる領域を関連づける言語以前の能力を持ち、これが隠喩的な概念スキームを生み出し、人間の独自の創造性の大部分を説明する要因の一つとされています。

例えば、討論や議論を説明する言葉は、戦争を説明する言葉にマッピングできます。これにより、「議論は戦争だ」というスローガンのような精巧な概念体系が生み出されます（Lakoff and Johnson, 1980）。議論は元来は抽象的ですが、このマッピングによって、より身体的感覚的な理解ができるわけです。その前提としては、比喩的な言語の表現を理解できる能力が想定されます。

脳科学的には、比喩という働きは、抽象的な高次のモジュールと感覚的身体的モジュールの間でマッピングされることと理解できます。抽象的な世界と身体的な世界とのマッピングで理解するという働きは、他の多くの概念で成り立っている共通の能力と考えられます。

ただし、領域横断的な概念マッピング、すなわち隠喩的な言語と身体との関係において、どちらがどちらを駆動したのかという因果関係の方向性についての問題はまだよくわからない点もあります。比喩的マッピングが、トップダウン的に、まず言語の統合的で創造的な機能から身体的なレベルとのマッピングが生じるのか、あるいは逆に、ボトムアップ的に身体機能を駆使する中で、しだいに言語を下支えするようにして、比喩的、概念的マッピングが促進されるのか、それとも両方が双方向性で起こるのかは、議論の余地があります。

AIと人間の言語創造性の違い

昨今のチャットGPTなどの生成系AIは、有限の言語要素からほぼ無限に新しい表現を生み出すという点で、人間ときわめて近い言語生成を行います。では、人とチャットＧＰＴの言語の創造性使用はどう違うのでしょうか？

人の場合、言語や記号の意味の源としては、脳と身体に基礎を持った知識や経験が挙げられます。例えば感情に関する用語は、感情の一次過程、二次過程、三次過程（54頁～）がすべて関わっており、身体的な基盤があります。一方でＡＩは、基本的に統計的パターンと機械学習アルゴリズムに依存して言語から言語を生成する人工知能です。ＡＩは人間と同じように知識や経験を持つわけではなく、ネット上の膨大なテキストデータからパターンを学習し、統計的モデルを用いて、受け取った入力に基づいて最も可能性の高い単語の並びを予測します。

また、目標や意図に関しても、人は会話の相手や話し手の意図、意味を考慮して柔軟に記号を生成しますが、ＡＩは単に学習したパターンに基づいて、状況に応じて最も可能性の高い記号を生成します。ＡＩには特定の目標がなく、あくまで学習したパターンに従って行動します。

つまり、ひらめきは人の場合、新たな記号の生成や表現と意味の関係を創造的に構築する能力として現れることがありますが、ＡＩは学習したパターンに頼る傾向があります。人は学習の逸脱として想像やナラティブ思考が可能ですが、ＡＩは基本的に学習したパターンに従います。人が考える記号生成は個々に異なりますが、ＡＩが生成したものとの区別は難しいこともあります。

このように言語生成や画像などの生成物が、人が生成したかＡＩが生成したかの区別がつかないくらいに技術が向上してくると、生成物からその生成者を特定することが難しくなります。人が、その特性ゆえに情報から背景にある作者の意図や気持ちを解釈しようとしたり、嘘か本当かを判断しようにも、それに対応する実態は機械やソフトの中にそもそも存在しないというような問題が顕在化しています。このように人間の生成物と人工物の生成物が同じようにネット上に溢れてしまう現代では、言語やその他の情報も含めて記号ととらえて、その記号なるものがどのようなものか、改めて考えてみる必要がありそうです。

記号としての情報

記号に関しては、記号論（セミオロジー）という学問が存在し、フェルディナン・ド・ソシュールとチャールズ・サンダース・パースによって異なるアプローチで研究されています。

ソシュールの記号学では、「表現面‐内容面」（シニフィアン‐シニフィエ）の二項に基づく記号学が提唱されています。言葉（例えば「木」）はシニフィアン（表現）であり、実際の概念や意味内容はシニフィエ（内容）と対応します。これらの記号は他の記号と結びついて文章を形成し、意味内容も変化します。記号は通常、文法に従って配置され、単独ではなくシステムとして機能し、他の記号との違いや差異が記号の意味を考える際に重要です。

一方、パースの記号論（セミオティクス）では、「表現、解釈、指示対象」の三項に基づく記号学が展開されています。記号は表現であり、何かの対象をあらわします。しかし、その関係性に関しては解釈によって様々な捉え方が可能と考えます。また解釈は、他の記号を用いて解釈されたりすることから、必然的に一つの記号は他の記号と関係をもつ記号のネットワークにもなります。

さらに、パースは記号を3つの主要なカテゴリに分けました。イコン的記号は類似性に基づいて意味を伝える記号です。例えば、道路標識で動物の絵を書いて示すのはイコンです。インデックス記号は他のものを指し示す記号です。例えば、指差しで、ほしい品物を指し示す場合、指差しは品物を表すインデックスです。さらに、シンボル記号は象徴的な意味を持つ記号です。例えば、交差点の信号機を「信号機」と文字で表現できます。

ただし同じものに複数の記号を当てはめることも可能です。信号機を絵として青、黄、赤の丸を書いて、イコンとして表すことも、信号機を指差しして示すこともできるでしょう。

子供の言語理解も当初は、新生児模倣など、養育者の表情を真似たり、イコン的な表現の段階があり、さらに指差しで、インデックスの段階があり、さらにシンボル化して、言葉を獲得していきます。

パースは、さらに一次性、二次性、三次性という捉え方も提示しています。記号は、一次性、二次性、三次性と発展していくと考えました。一次性は単独の存在で、記号なら記号自体を、対象なら対象自体を示すレベルです。また二次性は、他の何かと関係する存在の様式で、記号は基本的に二次性です。三次性は、これらの記号を含むある領域での法則や考え方を表すレベルです。

いわゆる思考、言語をふくみ、結果として社会的コミュニケーションを含みます。したがって、三次性においては、ある物理学における法則など、関係性や記号の集合体を表します。

子供の発達をみても、最初は一次性ということで、周囲に物体があっても関わりがない状態ですが、しだいに自分と養育者の二者関係、物を手に取ったりして関係性が出てくると二次性になります。椅子に座る、フォークで食べるなど、道具と身体との関係性も二次性になります。さらに言語化でき、まとまった世界を表現できるようになると三次性になります。学童期などで、それぞれの教科目で、まとまった記号や概念化を学ぶわけです。

パースは、記号学者であると同時に論理学者でした。演繹、帰納に加えて結果から原因となる法則性を仮説として直感的に、ひらめきとしてとらえ、それを検証するアブダクションと呼ばれる論理を提唱しました。

チョムスキーの生得的な普遍文法のアイデアは、実はパースのアブダクションという新しい推論メカニズムに依存しています。これは、文法が限られた要素から背後にある文法を推論し、仮説を立てることを意味します。

人とAIの記号生成過程

要するに、記号系は単に文法的なものだけでなく、統計パターンとは異なる原理に基づいています。人間の記号生成は統計的なパターンだけでなく、生物学的な基盤を持ち、身体的な基盤を持った記号や文化的な背景としての言語を用いているため、意味や解釈、内言の中での自己対話や実際の会話において予測できない展開が生じ、ひらめきが生まれることが期待されます。

人とＡＩの記号生成系の違いを知った上で、対話的に人がＡＩを利用していくことは可能と思われます。ＡＩの生成する記号により、人がひらめくこともあるでしょう。ＡＩは人からデータを吸収し、学習した膨大なパターンにより、生成のパターンを変化させるでしょう。人とＡＩの共生は、新たなステージに入ったように思われます。一方でチョムスキーは、大規模言語モデルに基づいたＡＩに関して、利便性の向上と同時に人類に対する大きな脅威となる可能性があり、最大限の警戒をすべきと論じています。

ＡＩに俳句の５－７－５と季語のルールを学習させて詠ませることは、現代の大規模言語モデルからは可能でしょう。キーワードを与えたりすれば、瞬く間に、何千、何万という俳句を生成することができます。古典と呼ばれる松尾芭蕉、小林一茶、正岡子規のデータを学習させれば、松尾芭蕉風の俳句も生成可能と考えられます。

生成ＡＩの生成過程で、大規模言語モデルといくつかのプロンプトと呼ばれる規則を与えて拘束条件を付与することで、学習された言語から、新たな言語をどんどん生成し、さらに目的とする生成物があればそれに近いものが生成されます。それを人の生成物と理解（誤解）できるのは、人が様々なものを意図による生成と見なす傾向があるからです。しかし、そこには生成した作者の人物像が欠けています。

一方で、人の言語の場合、記号の意味基盤（グラウンディング）が実世界や自分自身の感覚運動的な理解にあります。そのような身体的な基盤から、言語や非言語の表現にたどり着き、また場合によっては芸術的表現に至ります。この過程が感動を生むことになります。人間としての生き様と、その生成されたものに対応関係を読み取ることで、感動が深まるのです。ここが、言語から言語にマッピングするＡＩとは異なります。

パースは記号の解釈について、情動的解釈・努力的解釈・論理的解釈の三つの解釈の可能性を考えていました。言い換えれば人における解釈には、社会情動性、ナラティブ的思考による解釈が、言語自体の論理性以外にもあります。豊富な解釈を生み出し、その意味が作者の実経験に基盤があるかどうかが、ＡＩ作品と人間の作品の大きな違いです。

ただし、人はＡＩと対話しながら、自分の中に新たな創作やひらめきを見つけるための探索を一緒にできる可能性はあるでしょう。過程は異なりますが、ＡＩも人間の脳も、規則と自由の間で創造が生まれるのは共通の原理といえるかもしれません。生成原理が異なり、人間のような身体的な基盤がないことで、出てくる創造性もあるかもしれません。

第8章　どんな環境で人はひらめくのか？

1　整った職場がひらめきを生むのか

現在、どんな場所で仕事をしているのか、職場、教室、研究室、居間、喫茶店など、さまざまな場所が考えられます。そして、どの場所で仕事をするかがひらめきにどう結びつくのかは非常に興味深い問題です。

建築家のル・コルビュジエは、特定の幾何学的なパターンにこだわり、住宅もそのデザインに基づいて建てました。同様に、アップルのスティーブ・ジョブズもル・コルビュジエのようにシンプルでクリーンなモダンラインを愛し、美の理想に傾倒し、職場のデザインにも熱心でした。はたしてどのような職場のデザインが、ひらめきや創造的な仕事に向いているのでしょうか？

ひらめきや創造性を生む環境の実例

実は、アレックス・ハスラムとクレイグ・ナイトという二人の研究者が、まさにその点を研究しました。

彼らは実験のため、4つの職場の部屋を用意しました。それは、端正に整えられた部屋、飾り付けのされた部屋、職員たちが自分たちでデザインした部屋、そして実験者がデザインの後に模様替えを行った部屋の4つでした。その結果、最も効率的に仕事が進み、満足度が高かったのは、労働者が自分のスペースを自分でデザインできる場合でした。実際、スティーブ・ジョブズも当初は自身のアイデアで職場のデザインを変えようとしましたが、途中から他の人のアイデアに耳を傾け、自分のデザインを押し付けない方針に転換したことは、良い判断だったかもしれません。

一方で、スティーブ・ジョブズは人と人とが偶然出会うこと、すなわちセレンディピティを生み出す交流の場を職場につくるというアイデアに魅了されていました。ジョブズは自身のピクサー本社において、当初は極端なアイデアとして、トイレを一つにすることで、人々が必ず出会う場を作るという考えを持っていました。しかし、このアイデアには職員からの反対があり、実現は断念しました。しかし、セレンディピティな交流の場所というアイデアは、現場の職員に引き継がれました。結果として、ビルの正面玄関、カフェ、ゲームコーナー、郵便受け、3つの劇場、会議室、試写室を備えた大規模空間が作られ、セレンディピティの機会がたくさん生まれました。これが創造的な仕事を促進したことは間違いありません。

歴史的には、必ずしも出会いの場として計画されていなかった場所でも、結果的にセレンディピティな交流の場が生まれることがあります。その一例がＭＩＴの「ビルディング20」です。通常、研究はそれぞれの分野ごとにしっかりと区切られた場所で行われますが、ビルディング20はその常識とは異なり、短期間で建てられた大きな空間のビルディングでは、多種多様な研究者が共に活動することになりました。この建物の特徴は、特定の区画がなく、研究プロジェクトに応じて自由に使える柔軟な空間だったことです。

そのため、核科学や飛行制御、誘導ミサイルの研究から、プラスチックや接着剤の研究、音響学、電子工学、さらには照明デザインやデータ処理、氷の研究、ＭＩＴプレス、学生の鉄道模型クラブ、ソーラーカーの研究者など、多岐にわたる研究者やグループが同じ空間で活動していました。こうした環境の中で、異なる分野の研究者たちが自然と交流し、新しいアイデアや連携が生まれました。

このような豊かな交流の場が、ボーズ・コーポレーションやボルト、ベラネック、ニューマンなどのテクノロジー企業の発展や、新しいビデオゲームの誕生に繋がっていったのです。

結果として「ビルディング20」は、様々な実験的な試みの場として使われるようになりました。スタートアップや新しい研究、教育活動、学生の活動の「インキュベーター」として機能しました。さらに、ひらめきを検証するための場としても機能していたのです。具体的には、実験的な教育をするグループや総合研究プログラム、高校研究プログラムなどが、このビルディング20で初めて活動を開始しました。

グーグルの創設当初のオフィスも、MITのビルディング20のような状態でした。それが時が経つにつれて、従業員同士の出会いを促進するための工夫が施されたモダンなオフィスへと変わっていきました。ピクサー時代のジョブスも、初めはル・コルビュジエのシンプルなモダニズムを取り入れた端正なオフィスを目指していました。しかし、彼も徐々に気づくようになりました。あまり特異なデザインよりも、従業員の自由を尊重することが重要だということです。結果として、ジョブスは従業員に自分たちの仕事場を自由にデザインすることを奨励しました。

多くの大学や研究機関は、専門ごとに別々の建物や部屋に分かれています。専門知識を伝えるのには効果的ですが、異なる研究室や分野の研究者同士の交流を難しくしてしまいます。これは、現代の核家族のような閉じられた状態に似ています。

しかし、MITの「ビルディング20」やアニメーション・スタジオで有名なピクサー、探索エンジンの開発企業として有名なグーグルのオフィスは異なります。これらの場所では、異なる背景を持つ人々が自然に交流する空間が作られています。学生から研究者まで、様々な世代の人々が会話を交わすことができる風土が築かれています。実は、このような考えは20世紀の初めからすでに存在していました。建物のデザインは、そこで働く人々の考え方や発想に大きな影響を与えるものです。人々の動きや交流がスムーズに行われることが、イノベーションや研究の質を高める鍵となります。

様々な分野の知識を持った人が、日常的に出会う場があり、そこでお喋りをする中でしだいにアイデアが混ざり合い、その結果として、新しいひらめきが生まれ、それが検証も経て真の創造性と結びつき、イノベーションを生み出しました。このような「魔法のような場」である「ビルディング20」からも、多数のノーベル賞受賞者が出ています。今の社会や文化の中では、専門知識のみを深めるよりも、多様な知識が交差する中での化学反応のような総合知が、様々な社会的課題への実践的なアプローチとしての新しい可能性を秘めていると感じられます。

専門性を高める場と、「総合知」を生み出す場

通常、我々は日頃から慣れ親しんだ考え方を学び、習慣化して、専門性を極めようとします。専門化、習慣化には、前頭葉の外側、執行系ネットワークCENが関わり、専門知を運用することが、問題解決には重要であると考えられます。そして、ある分野で必要な、記号、運用規則、課題を明示化し、目標に向けて解決していきます。これが専門知の考え方です。

一方でビルディング20に見られるような、アイデアの混ぜ合わせは総合知を生み出す場になります。その場合には、むしろ脳の中ではデフォルト・モード・ネットワーク（DMN）が働き、自己・他者が相対化され、様々な出会いのエピソード記憶が、持っている専門知、意味記憶に、揺さぶ

りをかける働きがあります。その結果、異なる分野が出会うところでこそ、活発な化学反応がおき、ひらめきや創造性が生まれることになります。

ある分野でのひらめきは専門知に創造性をもたらし、分野を超えた取り組みでのひらめきは総合知の創造性を生み出し、どちらもひらめきが社会に影響を与えるには大切です。総合知を生むために他者を受け入れる開放性やコミュニケーションの能力は、高度な専門知の学びでは疎かになることが多く、分野の垣根を超えた総合知を育てる試みは、これからの課題となるでしょう。

2　人のネットワークの多様性とひらめき

天才の中には、個人のひらめきによって優れた業績を残す人もいます。その後に多くの人々に影響を与える多産な創造性を発揮する人も存在します。例えば、ポワンカレは数学に関連するさまざまな分野で次々とひらめきを生み出し、その後の数学者たちに大きな影響を与えました。一般的に、数学者は一人で紙と鉛筆を使ってコツコツと仕事をするイメージがあります。

一方で、同じ数学者でも卓越した多数の研究者と共同で研究し、共著で業績を残した優れた数学者も存在しました。その中でも、エルドースは特筆すべき存在で、科学史上最も多作な共同研究者の一人でした。彼の多くのひらめきは、彼が５００人以上の共同執筆者と協力して書いた論文に記録されています。

チーム内のつながりと異なる分野とのつながり

社会学者は、社会的つながりを定量的に評価する試みを行っています。1973年、アメリカの社会学者マーク・グラノベッターは、「弱い絆の強さ」という考え方を紹介しました。グラノベッターによれば、新しい仕事は個人的な人脈を通じて見つかることがあるものの、それが親しい友人からの紹介によるものではないことが多いのです。代わりに、大学時代の古い知人や前職の同僚など、遠くの人脈を通じて仕事を見つけることがよくあるといいます。

エルドースは、直接の共同研究者に限らず、さまざまな数学の分野に興味を持っており、同僚たちと異なる分野の進歩について話し合い、研究を広げることがありました。彼は数学者たちと多くの討論をし、進展のための提案をし、次に進む手助けをしました。彼はまるで同時進行チェスを指すグランドマスターのように、数学者たちと共にホテルの部屋を移動し、進歩について議論し、解決策を提供し、研究を前進させました。

社会学者は社会関係資本（social capital）という考え方を導入して説明することを試みました。このコンセプトでは、身近なグループとのつながりを「ボンディング社会関係資本」と定義し、離れた分野の人々とのつながりを「ブリッジング社会関係資本」と呼びました。エルドースは、自身の数学の分野に閉じず、地理的にも制約されないよう努力しました。彼は他の分野の数学者と積極的に交流し、地理的にも複数の場所を訪れ、ブリッジング社会関係資本を築くことに成功した数学者でした。

ボンディングによる共同研究は、似た者同士を集めて仲間を形成し、従来のアプローチとして混乱や障害を最小限に抑え、効果的に目標に集中することを重視します。これは一つの山を登る戦略に似ています。

一方、エルドースの例ではブリッジングを通じて分野間を移動し、異なる分野の研究者と共同研究を進めました。その結果、ある分野の研究成果が他の分野の課題解決に貢献することがありました。エルドースは、ボンディングとブリッジングのバランスを心得ており、従来のチーム内のつながりと、異なる分野とのつながりにより、新たなひらめきと解決策が生まれる可能性を理解していました。しかし、両方のアプローチを効果的に活用することは難しく、また新しい課題でもありました。

その点で、コンピューターゲームの開発は、新しいチームワークの在り方を調べる良い例です。ゲームデザインには、ビジュアル、オーディオ、シナリオのアーティストと共に、財務やマーケティングなどの商業部門も連携して初めて可能になるソフトウェア・エンジニアが必要です。各分野のスキルの融合が不可欠ですが、技術的な可能性は常に変化しており、最新技術を最大限に活用することがゲーム開発において非常に重要です。

ゲーム製作は映画製作のプロジェクトと同様に、フリーランスの労働者や、都度プロジェクトに招集されて一時的なチームを形成する人々が協力して行われます。現代の社会生活では、ほとんどのプロジェクトが、数学の定理を解いたりオリンピックで金メダルを取ったりする個人のひらめきや能力よりも、コンピューターゲームをデザインするために個性を活かした集団の知識によるひらめきが創造性に大いに貢献することが多いのです。

それらのゲームを作ったチームの構造を詳しく見てみましょう。一方では、チームを構成するメンバーが集中し、信頼し、献身的であることが必要です。チームメンバー同士はお互いを素早く理解し、手抜きをするフリーライターや不誠実な人物が入り込む余地はありません。しかし一方で、ゲームを制作するチームは異なるアイデアを巧みに組み合わせるブリッジングも求められます。

このような二面性を持つプロジェクトのメンバーの人的ネットワークは、どのようにとらえたらよいのでしょうか？

成功するチームはどんな構造をしているか

社会学者は、独創的で商業的に成功する製品を生み出すチームの構造についてケーススタディを行いました。その結果、優れたゲーム制作のチームは、異なるクラスターから成り立っており、メンバー間には過去に何度も共同作業の経験があり、共通の目標に向かって長時間努力するための信頼とコミットメント、相互理解がありました。また、このネットワークは多様で、各チームは過去に異なるプロジェクトに取り組んできました。従来のソーシャル・ブリッジングとは異なり、アイデアは異なるクラスターから集まり、新たな文脈で協力してプロジェクトの目標を達成しました。

ただし、このプロセスでは、異なる創造的な歴史を持つ2つまたは3つのチームが、新しい緊張関係の中で協力し、まったく新しいものを生み出すための方法を見つける必要がありました。これは非常に挑戦的な作業であり、チームの認知的多様性が資産となり、緊密なチームとチーム間の緊張が相まって、単純な足し算ではなく、掛け算のような驚くべき結果を生み出すことができることが示されました。

ジョブスがこだわったセレンディピティの場、ビルディング20の例、そしてゲーム開発チームの事例研究から、認知的多様性がひらめきや創造性の要因であることは明らかです。この多様性は、同類のメンバーが集まるボンディングのチームが陥りがちな集団思考（グループ・シンク）を防ぐ解毒剤でもあります。ボンディングのチームでは、お互いの友情を保つために疑念を抑え、批判的な意見が減少し、グループ全体が賢い決断を下しているという誤った自信に陥ります。しかし、認知的多様性を持つチームでは異なる視点から問題を探求し、新しいアイデアに注意を向け、見解を柔軟に変える傾向があります。友人同士のチームでは許されるかもしれない思い込みも、異なるバックグラウンドを持つ人々の前では注意深く検証される必要がありました。

人々はネットワークを広げるためにイベントなどで多くの新しい人と交流しますが、結局のところ、気が合う人々と集まることが多いため、古いつながりを維持し続けることが一般的です。現代社会では、交通手段やインターネットなどの進歩により、さまざまなバックグラウンドを持つ人々との関係を築く機会が増えました。しかし、私たちは依然として自分と似た考えやバックグラウンドを持つ人々を探す傾向があり、ソーシャルネットワークが同質化する傾向があります。従来のチームビルディングは一定の効果がありますが、ブリッジングの要素、つまり異なる視点を持つ人々との交流や相互理解が不足していることが多いのです。

多様性がひらめきを促進する４つの教訓

認知的多様性、つまりさまざまなバックグラウンドを持つ人々との交流から生まれるひらめきを促進するための４つの教訓があります。

まず一つ目の教訓は、自分が自然と似たような人々と過ごす傾向があることを認識し、その傾向を打破することです。新しい交流の機会を積極的に探し、新しいグループに参加したり、未知の人々と技術や趣味を共有したりすることが含まれます。また、次のネットワーキング・イベントで初対面の人々に声をかけて交流することも有効です。

二つ目の教訓は、複数の異なるグループと親密に協力し、複数のチームで「仲間」として認識されるような存在になることです。単なる橋渡し役だけでなく、複数のチームに価値を提供し、いわばベン図（集合の範囲を表す図）の重なる共通部分として両方に貢献することが求められます。つまり、橋渡し役としてだけでなく、結束役としても機能することです。

三つ目の教訓は、認知的多様性に伴う緊張感の利点を常に認識することです。創造的なコラボレーションでは、異なる視点や意見が衝突することもありますが、その緊張感こそが新しいひらめきを生み出す要因となります。受け取ったアイデアを新しい文脈に適用するだけでは、創造性は発揮されません。創造的なひらめきは、異なる社会的要素が結びつくときに生まれるのです。例えば、スポーツ選手のトレーニングでも、コーチ以外に栄養士、フィットネストレーナーなど多様性が取り入れられます。多様性のある取締役会の方が、同じ背景の人々が集まることで集団思考に陥りやすい集まりよりも、良い決断を下すでしょう。

四つ目の教訓は、コラボレーションの最終的なゴールが達成に値するものであると信じることです。チームの調和よりも、共通の目標に向かって協力する価値を認識することが重要です。時には厄介な人々と関わることがあっても、目標達成の価値があると信じることで、創造的なひらめきが生まれやすくなります。

そのためにも、各自が異なる意見を述べることができる心理的な安全性が大切です。自分の考えを率直に表現できる勇気と自発性が求められます。さらに、異なる意見や考え方、そして個人の経験がもたらす知恵をどう活かすかが重要です。

ひらめきを生み出すプロセスは、単に多数決で一つの意見を受け入れることではありません。

また、単に皆の意見を合算するだけでもありません。むしろ、個々のアイデアを超えた共同のひらめきを生み出すことが肝要です。脳科学的に言えば、各自のひらめきは無意識の探索プロセスの表現であり、多くの人々が共同で探索することで、新たなひらめきが生まれる可能性が高まります。多様な意見が交錯することで、無意識の中で探索プロセスが活性化すると期待されるのです。

実は、脳内でも同様のことが起こると考えられています。つまり、ひらめきは脳内の異なる認知領域が結びつき、新しいアイデアや関連性が形成される過程と捉えられます。脳内の類似した領域だけで作業すると、似たようなアイデアが繰り返し浮かび上がり、行き詰まることがあります。異なる脳の領域と連携し、新しいアイデアにたどり着く可能性が生まれます。これは夢の中でも同様のことが考えられます。脳内の神経細胞も、ある種の社会組織のようで、異なる領域がネットワークとして連携することで新しいアイデアが生まれるのかもしれません。

都市が持つ多様性や、職場の異なる動線が出会いを生むことの重要性と同じく、固定された職場を持たない研究者が人との出会いを求めて移動する場面でも、多様性が重要だと言えます。

3　創造的な都市と脳のひらめき

ひらめきは、対人関係や職場の構造だけでなく、住んでいる都市や街にも影響を受けると考えられます。このような視点から、創造都市という概念が注目されています。創造性を都市開発における戦略的な要素と位置づけることもできるでしょう。都市の持つ効率性や公平性に加えて、市民の創造性を促し、新しいアイデアや経験、お気に入りの場所、魅力的なアトラクション、機会を提供することは理想的なことに思われます。

実際には、どんな都市計画が、ひらめきや創造性にとって望ましいのでしょうか?

都市の本質は「多様性」

歴史的に見て、都市計画と住民の創造性に関わるコミュニティの関係について興味深い論争がありました。

ル・コルビュジエは直線、優雅な曲線、滑らかな平面を愛しました。彼にとって、これらの形が美しいのは、人間の都市が一見支離滅裂な自然の中にありながら、幾何学の場所であり、整然とした数学が支配する領域だからと考えました。そして、この教えを受け継いだロバート・モーゼスはニューヨークで大規模な都市計画を提案し、実施しようとしました。その中でも特に注目されたのが、ロウアー・マンハッタン高速道路の計画でした。この道路はグリニッチ・ヴィレッジ、ワシントン・スクエア、ソーホーなどを縦断するものでした。

しかし、この整然とした大道路が、芸術家たちによって創造された都市の自然発生的な多様な地域を侵害することになり、都市の本質的な特徴を破壊するものだとジェーン・ジェイコブスは主張し、その阻止のための戦いを主導しました。

この戦いは長くつらいものでしたが、最終的にはジェーン・ジェイコブスと彼女の支持者たちが勝利を収めました。この過程で、彼女は政治家や開発業者だけでなく、多くの都市計画者や実務家からも非難を浴びました。その中にはルイス・マンフォードという人物もおり、彼は彼女を感傷的な変わり者の反動主義者と見なし、ニューヨークの発展と将来の商業的成功を妨げていると考えました。モーゼスの計画はル・コルビュジエの精神に従って多くの都市区画を取り壊し、高所得者向けの高層住宅に建て替えるものでした。

ジェーン・ジェイコブスは、１９６１年に出版された『アメリカ大都市の死と生』という書籍で、都市の多様性を生み出すための条件について述べています。

街の区画は、住む場所として、人が出会う場所として、様々な用途で存在しています。そしてその用途には多様性があることが望ましいというものです。つまり、人々が異なる時間帯に外に出たり、異なる目的である場所にとどまったりすると同時に、人々が多くの施設を共通に利用できることを保証し、人の様々な出会いを生み出す機会を提供することです。そして同じ一つの区画の中の建築物にも、多様性があると望ましいと考えます。具体的には地区には年代や状態の異なるさまざまな建物が混ざり合っていることです。このような環境で人の営みは活発になります。

ジェーン・ジェイコブズのひらめきは、その後の様々なレベルの公共施設の在り方に脈々と受け継がれて、パブリックスペースを「人の居場所」に如何に変えていくかという今日の「プレイスメイキング」の発想につながり、世界中で活かされています。その点、一人のひらめきが、社会に広がり受け継がれる良い例でもあるのです。

実際、他の国や地域で強硬に実施された都市計画がもたらしたものは、高速道路が伝統的な近隣地区を横断し、都市の動脈から切り離された地区が孤立し、無味乾燥な高層共同住宅が建設され、これらの孤島がしばしば疎外と犯罪の温床となってきたことです。しかし、ジェーン・ジェイコブズのおかげで、ニューヨーク南部ではこのような状況は避けられました。

創造性を育てる都市計画の法則

当時、この都市計画には科学的な根拠が不足していましたが、現在では世界的な研究から創造的な都市の意義がしだいに明らかになっています。それが「べき乗則」や「スケーリング則」です。これらの法則に従うと、都市の特性を表す指数は、都市のサイズとの対数プロットで比例関係にあることがわかります。その結果、都市が大きいほど、一人あたりの必要なガソリンスタンドの数や、送電線、道路、水道、ガス管などのインフラの長さなどが、同じ指数値（0・85など）で比例して減少し、効率が向上します。

この法則に従わない線形的な考え方では、都市のサイズと都市のパラメータは線形に近く、効率が低下し、経済的な指標だけでなく文化的多様性も失われてしまいます。ジェーン・ジェイコブズの主張は科学的にも検証され、都市が大きければ革新的な「社会資本」が生まれ、市民は財産、資源、アイデアを豊富に所有し、生産し、消費することができることを示しています。これが都市の魅力的な側面であり、都市が魅力的で誘惑的な場所になる理由です。

このようなさまざまなサイズの都市が集まると、ネットワークが形成されます。この構造は、研究によると「スモール・ワールド・ネットワーク」というタイプのネットワークに似ています。スモール・ワールド・ネットワークは、無作為に接続されたネットワークに比べて、多くの結合がある中心的なハブと、それに接続される多くのポイントから構成されます。この特性により、都市同士が効率的につながります。

このネットワークの特徴は、都市だけでなく、人間の社会関係にも当てはまります。社会学者ロビン・ダンバーは、社会的霊長類コミュニティ研究と人類学的研究からヒントを得て、人間の社会的な階層構造が非常に単純なスケーリング則に基づいていることを発見しました。

平均的な個人が最も強い関係を持つ人の数はわずかに5人であり、通常は親しい友人と呼ばれる人々で、有意義な時間を共に過ごし、必要に応じて頼れる関係があります。その上の階層には「友人」と呼ばれる15人程度の人々がおり、さらにその上に夕食に招待することは少ないもののパーティーや集まりには招待する関係のグループがあって、これは通常50人ほどです。そして個人の相互作用で社会的な領域の限界となるのが、名前を知っており社会的な接触を保っている人たちで、通常は約150人ほどです。人のグループ階層の連続するレベルの大きさを表す数——5、15、50、150——が、おおむね階層の段階を上がるごとに3倍になっているので、一定のスケーリング率（べき乗則）で並んでいるのがわかります。

個々の脳と都市構造に共通するフラクタルパターン

このような規則性は、都市の輸送パターンや私たち自身の循環系、呼吸系のネットワーク階層にも見られるパターンで、フラクタルパターンとよばれます。フラクタルとは、部分と全体が自己相似（再帰）になっている構造です。

ダンバーは、この数を算出する際に社会的霊長類から人間社会までの集団サイズを考慮し、単純なスケーリング議論を採用しました。彼とその同僚は、社会的霊長類の集団サイズが大脳新皮質の体積に対してべき乗則でスケールすることを発見しました。すなわち脳の体積は、およそ長さの三乗（べき乗）のスケールで表せます。そしてその新皮質は高度な知覚、運動指令、空間的思考、意識的思考、言語などを制御する脳の一部であり、社会的なグループ形成に関連しています。そうだとすると、脳の体積に対して人のネットワークもべき乗則で表現できます。人での所見はさらに霊長類全般にも一般化できました。すなわち人以外の霊長類でも、脳の体積が大きいと維持できる仲間のネットワークのサイズが大きいことが分かりました。これらの結果から、進化とともにこの脳のサイズが大きくなることが社会的な能力の進歩と関連している仮説を提唱しました。これは「社会脳仮説（ソーシャルブレイン仮説）」として知られています。

大脳皮質についてはサイズのレベルだけでなく、脳の中のネットワークに関しても研究が進んでいます。霊長類の脳の領域の結合状態を、局所の結合性から遠距離の結合性まで調べてみると、これもスケーリング則に合致することがわかってきました。

脳を維持するには、さらにそれを支える代謝系が存在します。その代謝がどの程度効率的に行われるかを表す代謝率は、一般的に体積に関わる量になります。すると、身体の代謝、脳のネットワーク、脳のサイズ、人のネットワークサイズの間に、それぞれ同様のスケーリング則が存在することが示されます。

ひらめきを生み出す脳、そしてひらめきを生み出す人間関係、さらには様々な出会いを生み出す都市構造というように、異なる階層に同じスケーリング則が当てはまっていることは驚くべきことです。

したがって、ひらめきを生み出す都市とは、このような共通原理から、多様な人が出会う場を提供しており、それは、社会的なネットワークで人が出会うことを可能にし、さらに個人の中でひらめきを生み出すきっかけを与えてくれるような都市と理解できるでしょう。ひらめきは新しい組み合わせや出会いがあるときに生まれますが、ニューヨークは、ジェーン・ジェイコブズの反対運動のおかげで、今でも人々の創造性を育む場になっています。

一人の人間の生活の場として、都会生活には創造的な仕事のために利点があることはもちろんですが、田舎での生活にも魅力があります。実は脳のデフォルト・モード・ネットワークは、人工的な音刺激に比べて自然環境での音に対して反応して活動することが知られています。つまり、執行系ネットワークから解放され、リラックスした状態になれるのです。

したがって、都会での多様な出会いと同時に、携帯電話に煩わされずに自然環境の中で過ごし、森林浴を楽しむなども、ひらめきのために大切な瞬間を提供してくれると考えられます。適度な移動や旅も、脳のネットワークを切り替えて、バランスを回復する観点から望ましいものと考えられます。

Ⅲ部

ひらめきを育む

第9章　アートとデザインでひらめきを育てる

1　創造的な科学者とアート

科学と芸術は通常、異なる領域と見なされますが、両方の分野で素晴らしい才能を示した人々も存在します。

例えば、イギリスのブライアン・コックス教授は、物理学者として素粒子物理学や天体物理学の研究で知られ、さらに科学普及活動でも高く評価されています。一方で、彼はバンドのキーボード奏者としても活動し、科学的な知識と演劇的な要素を組み合わせたライブショーを行っています。

また、オーストリア系アメリカ人のカール・ジェラシーは、避妊用ピルの開発に貢献したことで有名な化学者です。彼は科学の分野だけでなく、芸術にも情熱を傾け、戯曲を執筆し、科学と芸術を結びつけるためにジェラッシ・レジデント・アーティスト・プログラムという劇団を設立しました。

科学者のひらめき・芸術家のひらめき

確かに、芸術も専門化が進むと異なるジャンルに分かれ、一般の人々には専門教育が必要とされることが増えています。その結果、アーティストになることが難しくなる可能性があり、一般の人々にとってはアートが手の届かない専門分野になる危険性も考えられます。

しかし、科学者と芸術家のひらめきには関連があることも事実です。両分野は創造性や探求心を共有し、新しいアイデアや視点を生み出すことができます。そのため、科学と芸術を結びつける取り組みは、新たな発見や表現方法を促進する可能性があり、非常に興味深いものです。

例えば、相対性理論で有名なアインシュタインは、趣味としてヴァイオリンを演奏し、公の場でもしばしば演奏しました。また、物理学者のリチャード・P・ファインマンも、ボンゴと呼ばれる打楽器の演奏を愛好し、披露していました。著名な科学者は、アートやパフォーマンスに関しても、趣味以上に深く関わっていることが多いのです。

実際、ノーベル賞を受賞した科学者と一般の科学者との間で、アートや文系の能力との関わり方を比較した興味深い研究が存在します。この研究では、美術、工芸、音楽、文芸の分野での副業や趣味の比率を調査し、ノーベル賞受賞者と一般の科学者の関与度を比較しました。その結果、音楽では2倍、美術は7倍、工芸は7・5倍、文筆は12倍、そしてパフォーミングアートでは22倍もの差がありました。ノーベル賞受賞者は、アートに深く関わる副業を持つことが多いことが示され、鑑賞だけでなく芸術活動にも熱心に取り組んでいることが明らかになりました。同様の傾向は起業家の中でも見られ、大きなイノベーションを起こした起業家と一般の起業家を比較しても、前者はアートとの関わりが大きいことが知られています。

なぜアートは、そのような独創的な科学者や起業家に影響を与えるのでしょうか?

アートとひらめき

アートと他の専門分野におけるひらめきについて、2つの考え方が知られています。ひとつは、科学やアートは異なる分野であり、そのひらめきや創造性も異なるため、別々に考えるべきだという考え方です。アートにおけるひらめきや創造性を「a-Creativity」と呼び、他の一般的なひらめきや創造性を「i-Creativity」と呼ぶ人もいます。これは、アート以外の分野でも創造性が発揮される可能性があることを示す反論として提示されていますが、むしろ、どの分野にもその中でのひらめきや創造性が存在するという意見とも言えます。

一方で、科学やアートは一見異なる表現方法を持つ分野ですが、実は共通点があり、相補的な関係があるという考え方も存在します。科学は通常、実験や理論、数量化、モデル化、数式、法則などが豊富ですが、時折、科学的事実を視覚的に表現する必要があります。また、科学者自身の創造性も重要で、数式だけでなくイメージも大きな役割を果たします。アインシュタインの相対性理論も、科学の枠組みの中での想像力に基づいており、アート的な自由な表現が役立っています。また、音楽の音階の構造は数学的でもあり、ピタゴラスは数学と音楽の関係を発見し、定式化しました。

アートは、観客の共感を引き出すために制作されることが多く、そのためには制作者の視点だけでなく、観客の視点や共感能力を必要とする分野とも考えられます。一方で、科学、技術、工学、数学などの分野では、法則や原理を学び、応用するシステム思考が重要視されてきましたが、実はアートとこれらの分野は相補的な関係を持ち、協力して社会のさまざまな分野でイノベーションが期待されています。

例えばスマートフォンなどの製品は、単に科学や技術が集約されたものというだけでなく、そのデザインが新たな価値観を創造したことになります。それは、単に技術と科学の要素を集めた総和とは異なる価値を生み出し、産業を生み出す原動力になります。

さらに科学的な事実を専門家でない人に伝えるために、アートによって視覚化する方法は科学教育でも重要であり、アート的な視点が役立ちます。実際には直接観ることのできない宇宙規模での出来事や法則、逆に量子のレベルで目には見えないスケールでの出来事、生物の一つの細胞の中での出来事を可視化することは、理解の助けになります。アートは主観的に評価されることが多いですが、数学的な関係を理解することで深化することもあります。

このように、アートと科学・技術・工学・数学を包括的に学ぶことで相乗効果が生まれるという考え方は、広まりつつあります。科学・技術・工学・数学は一般的に「ＳＴＥＭ」と呼ばれ、システム思考が強調されています。一方、芸術は受容と表現の分野とされ、共感性と表現力が重要視されます。このため、「ＳＴＥＭ」に「Ａ」（アート）を加えて「ＳＴＥＡＭ」と呼ばれることもあります。

2　マインドフルとフローを使いこなして、ひらめきを育てる

アートによる効果の一つは、パフォーマンスを通じて、現在の瞬間に集中し、何かに没頭することが重要であることを体験させることです。実は、ひらめきをどの分野で発展させる場合でも、望ましい心の状態には共通点があります。そのような心の状態は、一般的なスキルとでも言うべきもので、特定の認知スタイルによらないという点で、非認知的スキルと呼ばれることもあります。

ひらめきは、興味を持って一心不乱に取り組む状態、何かに没頭して夢中になる経験が発端になることが多いです。ハンガリーの心理学者チクセント・ミハイはこれを「フロー」と呼び、創造性に関連付けました。一方、ひらめきは、激しい活動中よりも、安静な瞬間に心の中で突然起

こることがあります。そして、このためには、内面からの声に耳を傾けるような心の状態が重要です。このような状態は「マインドフルネス」と呼ばれ、心の中の穏やかな状態として理解できます。

これらの２つの心理状態は、どのようにすれば育むことができるでしょうか。またどんな脳の状態なのでしょうか？

マインドフルネスの効果

ひらめきを促進する心理状態として、発散的思考が重要であることが知られています。マインドフルネスと呼ばれる瞑想法や実践によって、脳内の執行系ネットワークとデフォルト・モード・ネットワークのバランスを整え、情動や矛盾によるストレスを軽減できることが分かっています。創造的なひらめきには、意識的な制御から解放され、心を開放することが大切です。この点で、マインドフルネスがもたらす脳の状態がひらめきを促進するのではないかと考えられています。過度にデフォルト・モード・ネットワークが活動し自己意識が強すぎる場合、また過度に執行系ネットワークが働いてルールや規則に縛られる場合は、ひらめきには好ましくないとされています。規則と自由がちょうど適切なバランスで存在する状態が、自由な表現を可能にします。このバランスは、マインドフルネスの心的状態において達成できると考えられています。

実際にマインドフルネスが、どのようにひらめきや創造性の過程に関わるかを見てみましょう。

準備段階：マインドフルネス瞑想は、外部の刺激を一時的に遮断し、内なるものに注意を向け、発散思考を高める状態に心を誘導する方法です。瞑想を試してみると、気が散りにくくなり、十分に集中でき、初期のアイデアを質の高いものに育てるのに役立ちます。

インキュベーション(incubation)段階：インキュベーションは時間がかかりますが、そのためには狭い視野ではなく、偶発的な出会いやアイデアを受け入れる柔軟な心が重要です。リラックスし、緊張せずに新たな出会いやアイデアを受け入れることが大切です。マインドフルネスの実践は、この状態を促進し、仕事の合間でも心の安定を取り戻し、インキュベーションを促進するのに役立ちます。日常生活でのこだわりや、携帯電話のチェックなどの習慣から離れることが重要です。

短時間のマインドフルネス瞑想でも、思考の乱れを鎮め、不安やストレスを軽減し、冷静な状態に入るのに役立ちます。仕事の合間にぼんやりする時間を持つことで、素晴らしいアイデアが瞑想中に現れる可能性があります。重要なのは、意識的にアイデアを追求しようとしないことです。夢の中での探索プロセスは、前頭前野の過度な制御からの解放と関連しています。しかし、意識が介入すると、マインドワンダリング（自由な思考）が制約されてしまいます。創造的なタスクに取り組むときは、主動的な思考を伴わずに、さまざまな形のマインドフルな実践が役立ちます。また、歩行は単純な行為ですが、デフォルト・モード・ネットワークを程よく活性化するのに役立ちます。瞑想は、「何もしない」時に生じるストレスや不安を軽減するのに最適です。リラックスして、洞察が自然に現れるようにしましょう。

ひらめき段階：マインドフルネスの実践により、心の状態がクリアになり、内なる自己が語るようになります。これにより、自分の心の変化に耳を傾け、考えが明確になり、気づきが高まります。自発的な思考が湧いてくるとき、まずは受け入れて観察しましょう。明確なサインを受け取ることが重要です。

検証段階：ひらめきの段階は、優れたアイデアが具体化する時です。この段階では、マインドフルネスとは異なる積極的な心の状態が必要です。これが「フロー」です。

フロー状態

チクセント・ミハイのフロー状態で重要なのは、ひらめきから創造性への螺旋階段の段階で、ひらめき以外の99%を占める推敲の時期に、楽しく没頭できるかどうかです。

フロー状態に入ると、経験は自己目的的なものになります。つまり、ほかの報酬なしに継続的な行動を生み出すので、活動自体とそのフィードバック自体が報酬として機能します。その結果、経験が自己目的的である時は、人はその活動それ自体に注意を払うことが述べられています。言い換えれば、自己目的的な経験とは、活動それ自体に価値を見出し、内発的報酬を享受している経験であり、フロー状態であると言えます。

フローは個人の心の状態と考えられていますが、実は集団的なフローがあることも知られています。チームやグループが共同作業をして入る時にも、集団としてフローを達成することがあるのです。オーケストラやジャズ・アンサンブル、ダンスフロアを一体となって動くダンサーたちの動きには本当に感嘆します。フローになるチームや集団を見ていると、彼らが一緒になって作り出すリズムのようなものを感じます。

しかしながら、完全に同期したパフォーミングアーツでなくても、ゲームや映画、ソフトウェアを開発するチームはアジャイルプロセスと呼ばれ、持続可能な開発を促進するための集団として機能します。このようなアジャイルチームが集団的フローに入るのは、各メンバーが集団的な努力、つまり各自が貢献している共通の目標に深く気づき、つながっているときに起こると考えられます。そして、集団内の各個人にとって意味や楽しみのある魅力的な活動に全員が従事し、各メンバーが集団への個々の貢献を理解し、集団に完全かつ平等に参加できるよう、熟達に向けて能力を集めて開発を進める責任を負うときに発生します。したがって、集団的フローは、各メンバーが集団への貢献において他のメンバーの資質を高く評価する関係であると言えます。

集団のフローは、完全に現在に存在し、そのリズムを維持するために感知し調整する社会性と専門的な技能とを両方用いて、ある種のリズムを達成するときに起こります。集団的フローが美しいのは、チームメンバーそれぞれが自分自身のフロー状態にあると同時に、フローが伝染する要素であり、実際に参加者にフローが伝染した状態にあるときです。人は他人の集中力を糧にするような集団的なポジティブ心理の状態になります。いずれの分野においても、一旦個人がフローの状態に入ると、自分という意識さえも消え、完全に没頭するようになります。これは、普段は意識に上らない自分の主体が無意識の状態で外界と対話していると考えられています。

フローに入りやすい人・入りにくい人

フローへのなりやすさには個人差があります。容易にフローの状態に入りやすい人は、自己目的の要素が活動を楽しむことにあり、ある意味では遊び心を持っていることが多いのです。一方で、外部からの刺激に影響されやすく、自己目的の要素が少ない活動を楽しむことが難しい人や、内発的な報酬がなければ取り組めない人もいます（Csikszentmihalyi, 1975）。つまり、フローを経験しやすい特性の人と、経験しにくい特性の人が存在するということです。チクセント・ミハイ

（2010）は、このようにフローに入りやすい特性の人を「オートテリックパーソナリティ（AP者）」とし、入りにくい人を「ノン・オートテリックパーソナリティ（NP者）」と表現しました。AP者（自己目的的パーソナリティ）は、外部からの報酬に関係なく、自分の行動を楽しむことができます。

マインドフルネスとフローは、どちらも非認知的なスキルとして捉えることができ、これらを自在に活用できることは、ひらめきを生み出すための心の準備が整ったことを意味します。注意力が外向きに向かえば「環境制御力」と「積極的な他者関係」が向上し、逆に内向きに向かえば「人格的成長」、「自律性」、「自己受容」を促進する要因となります。

マインドフルネスとフローの状態を行き来できれば、日常生活から大きな課題に関するひらめきと創造性を取り入れた生き方ができるでしょう。

3　ガイドされた即興性でひらめきを育てる

ひらめきは、従来の孤立した個人の閉じた世界だけでなく、多様な人との出会いや協働作業によっても生まれる可能性が示唆されています。したがって、人との共創によるひらめきを促すためには、特定の心のマインドセットを育むことが重要です。

・「イエス・アンド」（yes and）の態度：相手の提案を受け入れ、それを発展させる建設的なコミュニケーション能力を育みましょう。これにより、双方が気持ちよくコミュニケーションを取ることができます。
・共演者を立てる態度：自分の行動が相手を引き立てるように考え、相手の立場を尊重しましょう。相手の成功を支援する姿勢は、どんな場面でも重要です。
・思いついたことを言う態度：自発性を促進し、心の中で抑制しがちなアイデアや言葉を積極的に発言しましょう。心理的安全性を確保し、発言しやすい環境を作りましょう。
・フォロー・ザ・フォロアー：リーダーとフォロアーが交互に入れ替わる柔軟なコミュニケーションを実践しましょう。場を支配せず、受け入れて展開させることで、グループ全体での協力が可能になります。
・即応性の能力：即興演劇では進行が止まらないため、自分と他者を信頼し、自発的に対応できる能力を養いましょう。ただし、場によっては間を持つことも重要です。
・失敗を恐れず踏み出す勇気：即興演劇において正解や失敗の概念はなく、失敗を恐れずに試行錯誤する姿勢を持ちましょう。自由な発想が創造力を引き出します。
・これらのマインドセットを養うことにより、協働作業やコミュニケーションにおいて、ひらめきと創造性を促進する準備が整うでしょう。

協働した即興性の普段の授業への導入

古くは、ジョン・デューイや最近ではケン・ロビンソン、ピーター・グレイなどが、即興性と教育の統合を提唱してきました。さらに、理論と実践を結びつけるために、キース・ソーヤーは「ガイド付き即興的教育」と呼ばれる手法を提案しています。この教育アプローチでは、即興性と共創性を組み合わせた指導法を用いて、学習経験を向上させることを目指します。

1 安全な学習環境の確立：生徒がリスクを取りながらアイデアを表現できる安心感を提供するため、クラスルーム内で支持的で尊重される雰囲気を醸成します。生徒同士と教師との協力的な関係が築かれることが重要です。

2 基本コンセプトの紹介：生徒に対して、即興活動の基本的なコンセプトやトピックを紹介し、背後にある概念や文脈を理解させます。これは授業の導入段階で行われ、後の活動に必要な情報を提供します。

3 促しや刺激の提供：生徒が即興の出発点として活用できる促しや刺激を提供します。ウォーミングアップ活動や身体運動、呼吸法などを通じて、日常の習慣化された発想から離れ、自発性を促進します。これらのプロンプトはオープンエンドで、多くの創造的な反応が考えられるように工夫します。

4　制約と自由度の調整：即興活動において、一定の制約条件を設けつつも、生徒たちに自由な発想と表現を許容するバランスを保ちます。テーマ、役割、ルールなどを一部設定し、自由度を維持します。創造性は、この制約と自由の間で発展します。

5　グループ活動と協力：生徒同士が協力し、共創性を発揮できるグループ活動を促進します。生徒がアイデアを共有し、それを一つの生成物へと統合するプロセスを重視します。

5の段階の例として、例えば演劇を制作する場合には、題材から自由な発想で、あるストーリーを描いたりすることになります。互いのアイデアを活かしつつ、正解がない中で、アートとして追求します。適宜、実践を繰り返しながらグループ活動のレベルを上げることで、テーマや表現を掘り下げます。

5の段階の他の例として、ＰＢＬの形式では、プロジェクト・ベース（PBL:Project-based learning）の活動を想定して、様々なプロジェクトを設計し、実施する場をもちます。問題解決型（PBL:Problem-based learning)なら、ちょうどよいテーマを見つけて、解決に向けて議論することになるでしょう。この際は簡単に正解が決められないテーマを導入することがよいでしょう。

6　振り返りとディスカッション：グループ活動の後、生徒が自分たちの経験や洞察を共有し、振り返る機会を設けます。学んだことや課題について率直に話し合い、オープンな対話を促進します。偏見のない環境を維持し、生徒の意見や洞察を尊重します。

これらのステップを組み合わせて、ガイド付き即興的教育を成功させることができます。生徒は創造的なスキルを磨き、共創性を発揮し、学習経験を豊かにし、安全な環境で成長することができます。

「ガイド付き即興」のスキルを活用することで、生徒に開かれた可能性の中で活動し、教材を活用しながら自分の道を切り開く機会を提供できます。この手法では、個人よりグループでの活動に重点があり、構造化されたいわゆる教示授業でなく、グループ内で自由度のある活動を許す授業形態になります。個人のそのような活動中に即興性を促すために、規則と自由の調整、適切な制約を設けることが重要です。

実際にそのような観点からグループとしての問題解決能を研究したデータがあります。特に興味深い点は、グループ活動に対するひらめきの能力は、たとえグループの中で最も高い問題解決能力を持った個人がいても、その個人の貢献より、集団としての能力が遥かに超える点でしょう。

すなわち、グループとしてのひらめきは、その中の高い問題解決能の人に皆が従って発揮されるものではないのです。さらに興味深いことに、グループの編成に女性がいるほど、グループのパフォーマンスは高くなることも明らかになりました。グループ内の認知的多様性が、その効果を高める一つの要因と考えられます。

生徒の行動を導くために「足場」と呼ばれるサポート構造が活用されます。足場は、生徒の知識構築をカリキュラムの目標に向けて導くだけでなく、創造性に必要な知識を補強します。

ナラティブ思考を活用したグループワーク

異なる分野では、グループワークの中でのコミュニケーションスタイルが異なるかもしれません。ナラティブコミュニケーションを基盤にしつつ、対話的コミュニケーションや議論的コミュニケーションなど、コミュニケーションの幅を広げることが可能です。しかし、互いを尊重する態度が基本であり、安全な環境で行われる必要があります。

ナラティブ思考を活用したグループワークの例を挙げてみましょう。参加者はさまざまな接続詞が書かれたカード、たとえば「しかし」「やはり」「そういえば」「一方で」等合計52枚から一枚をランダムに引き、そのカードを使って物語を創作します。最初の導入文は教員が提供し、例えば、「ある日、家の前に大きな荷物が届きました」など任意の一文を与えます。その後の展開は自由です。グループ内でカードを引きながら物語を共同で作り上げ、結末をめでたしめでたしに導く活動です。集団で行うことで、前の文を受けてイエス・アンドの心構えで次々と話をつなぎ、展開させ、新しい物語を創作します。

またガイドされた即興性の授業の例として、プレイバックシアターという技法では、参加者の経験した話、すなわちナラティブをその場で即興で演じることをします。参加者の話は、最初は言葉で表現されたナラティブですが、その後、演じる人としては、身体の動きとセリフ、すなわち言語・非言語のナラティブになり、観客の学生たちは、これらの複数のナラティブを受け取ります。役者は、言葉だけから、どのように演技で表現するか、即興でのひらめきが問われます。このようにして、ナラティブ思考が実践となり、自己他者理解が深まる授業になります。

即興による共創的なひらめきの背後にある脳の働きは、アートの世界での研究を通じて知られています。例えば、即興演奏の際の脳活動に関する研究から、次のような知見が得られています。即興音楽時には、内側前頭前野（内側ＰＦＣ）の活動が増加し、一方で外側前頭前野（外側ＰＦＣ）や側頭前頭連合野（ＤＬＰＦＣ）の活動が低下することが観察されます。これからは、通常課題解決に関連する論理的分析的思考が抑制され、むしろ、デフォルト・モード・ネットワークや前帯状回（ＡＣＣ）の領域で活性が増加することが示唆されています。ＡＣＣは評価やモニタリングに関与し、期待との不一致などを検出し、それに応じた行動を促す役割を果たします。即興の場面では、論理的分析よりも即座の対応が求められるため、これらの脳領域が活発になることがあります。

授業の場面では、最終的なプロダクトを生成する過程において、選択や判断などの執行系ネットワークも必要となります。このように、一つの授業の中で異なる思考スタイルを組み合わせることで、バランスの取れた脳の活用が可能となり、システム化能力と共感能力が同時に活かされることがあります。

別の研究では、共同で描画を行う課題に取り組む二人の被験者に対して同時のｆＭＲＩハイパースキャンニングが行われ、その結果、右側の側頭‐頭頂接合部（右ｒＴＰＪ）が同期して増加することが観察されました。この脳領域は社会的な脳に関連し、他者の気持ちを読み取る際に重要な役割を果たします。即興的な共同作業では、他者との連携が創造性においても重要であるため、このような脳活動の増加が起こることが示唆されています。

4　デザインマインドとひらめき

思考に関して、科学にとって重要な論理分析的思考や、人の理解に欠かせないナラティブ思考に加えて、人のために役立つ技術による新たな価値創造や創作に関わる新たな思考方法として提案されているのがデザイン思考です。デザイン思考は、科学などで原理を見つけ出す従来の思考方法とは異なり、実践的で創造的な問題解決を重視するアプローチです。そのため、一つの正解を追求するのではなく、将来の結果を改善することを目指します。このアプローチは、問題を原因追求と修正によって解決するのではなく、現時点での利点を活かして解決策を見つける、ソリューション志向の思考方法と言えます。

デザイン思考の４つの原理

デザイン思考を実践するためには、過去の経験から発想をスタートさせるのではなく、より良い未来の状況を起点にして、現在の状況とのギャップをみとめ、様々な現在可能な技術を駆使して、未来に向けての解決方法を同時に探求することが重要です。

例えば、エネルギー問題は現在大きな社会問題です。様々なアプローチが考えられる中で、水素ガスを用いた水素エネルギーという発想があります。CO２削減にもつながる新たな水素エネルギーには期待もありますが、まだまだコストがかかり、実用化の障害になっています。しかしデザイン思考から、様々なアプローチで水素エネルギーを得る方法が開発されており、資源エネルギーとして価値創造につながる可能性があります。

またビジネスの世界では、ＩＴ企業の大手ＧＡＦＡ（Google、Apple、Facebook、Amazon.com）が情報を用いたビジネスで活躍しています。これらは、最新技術を駆使しつつ、人に使ってもらうためのデザイン思考を駆使して価値創造を追求している企業とも言えます。さらに、人工知能分野でオープンＡＩのｃｈａｔＧＰＴ等が出現し、大規模自然言語モデルを用いてさまざまな分野におけるデザインを大きく変えつつあります。ｃｈａｔＧＰＴでは、プロンプトと呼ばれる、簡単な指示書を書くと、一般のユーザーでも人工知能をカスタマイズでき、自分独自のデザインを加えることができます。このような最新技術の登場で、デザイン思考の応用先は、大手企業に囲われた分野でなく、誰でも手の届く分野になりつつあるといえます。

クリストフ・マイネルとラリー・ライファーによれば、デザイン思考には以下の４つの原理があります。デザインは、一般には社会や人に役立つことを目指しています。そのような視点を「人間性の規則（The human rule）」とよびます。

また、目標に向かってデザインしながらも、多様な解決がありえますし、それぞれに一長一短があることがほとんどです。またデザインの効果や将来像を完全には事前に予測できないこともあり、一部は曖昧なまま保持して、思考を実践することが不可欠です。この点を「曖昧性の規則（The ambiguity rule）」と呼びます。デザイン思考者は曖昧性を保持し、未知の要素に対処する柔軟性を持つべきだという規則です。その結果、改善の余地があり、それを前提として繰り返しデザインする過程が不可欠です。それを「再デザインの規則（The re-design rule）」とよびます。デザインの最終プロダクトに手で触れたり、実際に体験できることが、そのデザインの共有化や評価には不可欠です。その点を「触感性の規則（The tangibility rule）」と呼びます。

最初にマウンテンバイクの開発の例を示しました。その際には、マウンテンバイクは人が乗るものであり、使う人のことを前提に工夫されていました。しかし、一つの開発でできたプロトタイプは最適とは限らず、むしろその曖昧な点が、さらなる気づきや改良の余地を生み出し、次なる開発者を生み出しました。繰り返し繰り返しマウンテンバイクのユーザーに触れてもらい使ってもらいながら、さらに新たに気がついた人が新たに手を加えて改良を重ね、しだいに多くの人に認められるデザインになっていきました。

このようにデザイン思考は、きちんとその思考を認識される前から、体験的に一部の人々の間で使われているように思われます。実際的な課題を創造的に問題解決するために、そしてイノベーションを促進するための有力なアプローチとして、デザイン思考は意識され色々な分野に広く受け入れられています。

デザイン思考は役立つものを目ざす

デザイン思考は、論理分析思考やナラティブ思考とはどのように違うのでしょうか？　デザイン思考はこれらの思考と異なり、何かを理解するというより、役立つものを創作することに重きがあります。その構築には、あまり制限を設けず、様々なアイデアを取り込み、幅を広げ、深めるためにさまざまな情報源を活用します。このプロセスでは、参加者が自由にアイデアを出し合い、失敗に対する恐れが少ない環境が重要です。これにより、新たな視点や隠れた要素を発見し、前提を見直すことができます。その過程では、異なるアプローチの双方を相補的に用いることでそのデザインを生み出しやすくしています。

デザイン思考の採用する異なるアプローチは、未来を見据えての現状分析と入手できる技術の総合です。分析は通常、概念的または実体的な全体をその部分や構成要素に分解するプロセスを指します。一方、総合は分離された要素や構成要素を一貫性のある全体にまとめ上げるプロセスです。科学的方法においては、しばしば分析が主要な焦点とされ、総合は分析を基にした応用として捉えられることがあります。しかし、デザイン思考では人に役立つための総合であり、新たな価値を創造するプロセスが重要な役割を果たします。

デザイン思考は、ひらめきに必要な発散思考と収束思考という2つの異なる思考プロセスを組み合わせて、価値創造を行います。発散思考は、与えられた未来のテーマについて多くの異なるアイデアや解決策を想像する能力です。一方、収束思考は、与えられた未来像に対して、現在の状況から最適な解決策を見つけるための能力です。デザイン思考では、ひらめきの基本的な過程である発散思考により多様なアイデアをまず生成し、その後で収束思考によって最適な解決策を選択し具現化します。この過程を繰り返すことで、より望ましいアウトカムへと近づくのです。

「箱の外に出て考える」というフレーズは、ブレーンストーミングの目標を表すために使われることがあります。自由な発想と即興性の考え方がデザイン思考に共通しています。このようなアプローチによって、与えられた状況で新たな洞察を得たり、誤った前提を発見するのに役立つことがあります。

デザイン思考は、異なるアプローチを組み合わせることによって創造性を生み出すアプローチです。このアプローチは、右脳と左脳の両方を活用し、両手を使う思考方法であると言えます。デザインは通常、多様な参加者のチームワークによって生み出され、最終的なデザインはユーザーを中心に考えられ、そのユーザー視点の共感性が重要視されます。デザイン思考の原動力は好奇心と楽観主義、ポジティブ思考です。

分析と総合、発散思考と収束思考は、順番にこだわらず同時に発生することもあり、繰り返されることもあります。デザインの表現は、評価され、次のアイデアのスタート地点として機能し、「表現－テスト－サイクル（Express-Test-Cycle）」という反復プロセスを経ています。

デザイン思考は、未来の価値創造のために文化や技術を広く対象とし、創作することで多くの人に使ってもらいイノベーションを引き起こすものです。これまで、自然科学の論理分析的思考ともナラティブ思考とも異なる独自のカテゴリーと見なされています。デザインは未来に向けて問題解決を行い、現在と未来の条件やパラメータを考慮に入れ、世界を独自の方法で理解する思考プロセスです。

アーティストや科学者、数学者、ナラティブ思考の研究者、小説家、デザイナーは、それぞれ異なるアプローチを持ち、異なる時間軸で物事を考えます。デザイナーは未来を想像し、それを実現する方法を見つけ出すためには、具体化すること、顕在化し、皆が体験できるものとして現実社会に実装することが望まれます。

デザイン科学の理論家であるジョン・クリス・ジョーンズは、デザインが独自の思考プロセスであり、ひらめきが非常に重要であると述べています。ひらめきの瞬間は、問題の本質が明らかになり、適切なデザインが焦点を絞った瞬間です。デザイン思考は、このひらめきから駆動されるプロセスと言えます。

デザイン思考の神経過程がしだいに明らかになっています。デザインの課題に取り組む際、右前頭前野が活発に活動し、同時に前帯状皮質ＡＣＣも活性化することが通常の問題解決と異なる特徴です。前帯状皮質ＡＣＣは眼窩前頭前野と連携しており、眼窩は価値観や好みに関連しているため、デザイン思考では単に解決策を考えるだけでなく、それが個人の好みや価値観に合致するかどうかを注意深く監視することが重要であると示唆しています。また、別の研究では、創造性の高い人ほど右脳の活動が左脳に比べて高い傾向があることが示されていますが、両方の脳の活動が重要であり、右脳だけでなく左脳の参加も大切であることを強調しています。

デザイン思考では、未来社会での実装を目指し、プロトタイプを作成し、評価して改良するなど、反復的なプロセスがあります。このプロセスは、アートの世界ともいうべき過程で、何を美しいと感じ、何が人を動かすのかという問いを常に発しつつ、より良い解決策を見つけるためのポジティブなスパイラルであり、基本的にポジティブな感情に支えられているといえます。

5　ひらめきの誤解を解く

ひらめきを育む多くの方法を紹介しましたが、いざ、ひらめきに向かって第一歩を踏み出そうと思っても、踏み出せない自分もいるかもしれません。ひらめきには、まだ誤解も多いようです。どんな誤解があるのでしょうか?

ひらめきをめぐる誤解

1つ目は、「世の中の皆が言っていることになんとなく乗っていればよく、個人のひらめきは必要ない」という誤解です。日本では特に同調性が強く、また社会としても画一的な人に育てることが従順でよい市民とみなされる傾向が高いように思われます。もし、他の人に異を唱えれば、その場に居づらくなり、さらにはいじめすら起こるかもしれません。自尊心の低さや、さまざまな価値観に関する国際比較での日本の低さは、認知的多様性が抑圧されていると言える状況かもしれません。認知多様性はひらめきの源泉なのですが、多様性を抑え込まれ、抑圧された人は、ひらめきを発揮する場を失うし、孤独感を強めます。現在の日本社会は、科学、技術、さらには文化活動においても低迷気味だとの指摘もあります。それを打開するには、個人個人の認知多様性を活かして、小さなひらめきをより大きな社会的ひらめき、社会変革に役立てていくことが必要でしょう。

２番目は、「ひらめきは、天才的な一部の人に見られる現象？」という誤解です。答えはノーです。ひらめきは、すべての世代で見られるもので、それが見られないとするのは、頑なに日常的に繰り返し行動に身を任せ、自分を固定的なものと信じ込むマインドが妨げているからです。人の認知機能は常に変化しつづけ、成長しています。発達障害があっても、認知症その他の脳障害があっても、日々その脳の回路を再編成しつつ、新たな関係性を模索し、創造的な適応を試みるようにできています。脳障害やその他の障害があっても、むしろその個性や強みを活かして創造性が発揮された事例がたくさんあることも見てきました

３番目は、「専門だけを学べは、ひらめきを伸ばせる」という誤解です。たしかに一つのことを極めるために時間は必要ですが、多くの事例からは、専門外の知識やスキルが、ある専門でのひらめきを生み出す源泉になっています。また様々な分野の人との出会いが大切です。日本では、受験制度に対応して、高校生で理系文系を分けて、国語も理系と文系で分けてしまいます。ナラティブ能力が論理分析的な科学の分野でも必要であり、ひらめきを生み出すためには専門分化を加速させるよりも、複数の専門を組み合わせる総合的な取り組みを教育に導入する検討が必要でしょう。

４番目は、「きちんと構造化された環境で教育することがひらめきにつながる」という誤解です。これは環境のところで話しましたが、実はより構造化されていない環境で人は自主性と自由を手

に入れられるので、ひらめきには整いすぎた環境はむしろマイナスです。その意味では、遊びや体験は、そのような構造化された環境でない、生きた経験で、子供のうちからいろいろと経験させるのが良いでしょう。コミュニティでもそのような参加型イベントを増やすことで、一回きりの体験であっても、その出会いの場が、さらなる経験へときっかけになるかもしれません。大人の場合は、職場でも同様のことが当てはまります。

5番目は、「ひらめきは、外の世界のことで、自分には関係ない」という誤解です。記号学の観点からは、ひらめきは、未知なる記号を理解したり、表現して創造したりすることと考えられます。その点で、自分とは究極の記号であり、未知なるものです。その意味を求めて脳は、日々新たな記号関係を模索しているとも言えます。外界での様々な未知のことと同様に、内界にも未知のことがあり、ひらめきはその両方に向かって大切な経験といえます。この点でも教育は、人の認知能力を外に活かすことを想定していますが、同様に自己理解に向けても同時に進めることで、ひらめきや創造性がなぜウェルビーイング（その人の最善である状態）につながるかという意味を理解できると思います。

6番目は、「ひらめきは個人の現象で、自分にはそのような能力がない」というものです。個人の能力が高いことがひらめきを保証するものではありません。むしろ個人の能力を超えて、誰かと出会ったりする中で触発されてくるひらめきが、集団的なひらめきとして、重要であることもわかっています。自分のコンフォートゾーンを超える勇気は必要ですが、能力というのは前提でなく、むしろ行動の結果についてくるものです。したがって、他者とのコミュニケーションやコラボレーションの活動は、個人のひらめきを集団のひらめきに変え、それが個人としても実感できる可能性があるので、関心のある活動に参加することがきっかけになります。

７番目は、「ひらめきとはしょせん多数の選択肢を並べて選んでいるだけではないか」というものです。現在でも脳が行っている過程を完全に記述できてはいませんが、脳の記号学の分野では、脳はある種の記号処理をしており、記号生成と同時に意味を創り出せることが脳独自の記号処理と考えられています。少し具体的に述べると、記号自体は脳の何処かが主に関わる情報処理で生み出されますが、その意味に関わるのは、その記号の運用される文脈情報であり、脳全体とそれを取り囲む身体、さらには対人関係や文化等がその文脈情報になります。

脳は常に関係を求めて探索し、自己組織化しています。その自己組織化には、記号化に関わる部分と関連する文脈を含む全体が相互に影響を与えあっています。その働きが独自の能力と呼ばれるものです。循環的な因果関係を持つ脳の働きは、機械的なアルゴリズムとしては記述できないと考えられています。

したがって、人工知能のようにただ言語を言語として処理し生成するのではなく、意味を創り出し、解釈することで、文字通りの意味も比喩的解釈もできるわけです。このような脳の記号処理が、あるまとまった記号の生成と同時に新たな意味を感じ取られたときに、「ひらめいた」と感じます。単に選択肢を並べて選ぶ過程ではなく、そのひらめきの背景に意味を感じ取る独自の能力が備わっているからだと考えられます。しかも記号の意味には、身体的、環境的、文化的、社会的な人の進化と発達の過程がすべて関わるために、簡単に人工知能といえども、まだ完全にアクセスできない情報が多数あるのです。

8番目は、「ひらめきは、計画され、段階的に起こるものだ」という誤解です。確かに以前は、グレーアム・ウォーラスにより準備期、孵卵期（インキュベーション）、気づき、洞察期、検証期という5つのステージを経て進むと考えられていました。しかし 創造性の事例を多く研究したソーヤー（Sawyer）は、ひらめきの各ステップがジグザグに絡み合うという新たな理論を提唱しています。最後の項では新しいひらめきのとらえ方を紹介します。

6　ひらめき3・0

ひらめきの誤解を解くことで、ひらめきは、よその人の話でなく、それぞれの人生にとって重要なものであるとの認識が理解できたのではないでしょうか。この考え方によれば、我々はもうすでに、ひらめきのどこかのステップを経験しており、さらに今後どう進むかによって、当初予想していなかった多様なひらめきを体験できる可能性が開かれています。

脳科学的にも、脳は外界のことを学習するという以上に、睡眠時、安静時も含めて内側から常に変化を求め、ひらめきと創造で変化し続けています。すなわちひらめきが、脳のデフォルト状態という理解です。

ひらめきが外からくるというギリシャ時代からの見方が「ひらめき１・０」とすれば、ひらめきは個人の特別な才能や学習で生まれるというひらめきの見方は「ひらめき２・０」といえるでしょう。そして、様々な研究から、ひらめきは一人の中でなく、人と関わる間で生まれることが明らかになりました。このようなひらめきは「ひらめき３・０」と命名できるでしょう。

実は人と人のやりとりの中から生まれていても、貢献した協力者が見えなくなってしまうことが多く、「ひらめき３・０」が「ひらめき２・０」と見なされる例が多数あると思われます。そして、何よりこのひらめき３・０を支える脳の仕組みとして、これまで見落とされてきたデフォルト・モード・ネットワークを含む社会情動性が重要であることです。

ひらめきにいたる８つのステップ

創造性の事例を多く研究したソーヤー（Sawyer）は、ひらめきのプロセスに関して、８つのステップがジグザグに絡み合うという新しい理論を提唱しています。ひらめき３・０の立場では、自分たちは常にひらめきの途上と考えられるので、このようなジグザクした考え方と合致します。

それでは、これらの８つのステップを詳しく見てみましょう。わかりやすく３つのカテゴリーに分けて説明します。すなわち体験的ステップ、認知的ステップ、対話的ステップですが、これらは順番通りに進むわけではなく、交互に行き来することがあります。

体験的ステップでは、実際に何かを体験し、作り上げ、そこに存在するものを感じながら、想像力を働かせることが重要です。体験に留まらず、そこに見えない側面や要素を想像することが豊かなひらめきの源泉です。

認知的過程は、関心を持ったトピックについて疑問を持ち、深く学び、異なるアイデアや要素を比較し、遠隔的な関連性を見つけようとする認知レベルの活動です。

対話的過程では、内部または外部との対話により、異なる視点やアイデアを組み込むことが重要です。これにより、経験と認知が多くの可能性を開く手助けとなります。

これらに加えて、マインドフルネスとフローが心の状態として自分で制御できるようになると、ひらめきの過程を支えると同時に、様々な日常のストレスからの解放も助けてくれます。その結果、創造的な側面を育むウェルビーイングの一部として機能することになります。

身体的なレベルでのひらめきの理解に関して、以下のポイントがあります：

1　五感で体験する重要性：ひらめきの源泉となる体験は、単なる文書情報ではなく、実際の現象や状況を五感で感じることが重要です。新しくて驚くような体験や異なる視点からの情報は、従来の考え方に疑問を投げかけるきっかけとなります。評価や前提判断を加えずに、まずは物事を感じてみることが大切です。新たな刺激や状況、情報を常に探求し、未知の経験にオープンでいることがひらめきの源となります。

2　想像と遊びの役割：創造的な体験には、観察だけでなく、対象との相互作用や純粋な楽しみが含まれます。遊びは、純粋な楽しみのために行う活動であり、想像力や空想を解放し、無意識の領域へ導いてくれます。仲間との遊びを通じて、内部に異なる世界を創り出し、それを現実世界と交互に行き来することがひらめきの触媒となります。自分の見た夢の中にもヒントはあるかもしれません。

3　具体化と表現：創造性は単に精神的な活動だけでなく、身体的な表現や行動、感情表現、特定の環境での活動に関連しています。ひらめきは、心の内部だけでなく、外部世界との相互作用によって成り立ちます。アイデアやコンセプトを単に抱えているだけでなく、それを具体的な形にする必要があります。アイデアが実際に具現化し、意味を持つ瞬間がひらめきを確立させます。自分のアイデアを外部に表現し、フィードバックを受けることで、アイデアが発展し、自己評価も向上します。例えば、パフォーミングアーツの分野では、身体表現や演技を通じてアイデアを具現化することが重要です。

これらの要素は、ひらめきのプロセスを豊かにし、創造的なアイデアやコンセプトを生み出すための鍵となります。

認知的深掘りと広がりに関するポイントを以下にまとめます：

4　疑問・質問：創造性の始まりは疑問や質問を提起することです。これには好奇心や発見への希望が伴います。疑問はさまざまな形で現れ、ビジネス課題から生活の問題まで様々です。質問をするスキルを養い、新しい問題に向き合う勇気を持つことが大切です。常に良い問題を見つけ、新たなインスピレーションを求める内的外的対話を行うことが推奨されます。

5　深い学び：良い質問は深い学びに導きます。クリエイティブな生活では、常に学び、実践し、習得し、深い知識を追求し、事実と誤情報を区別するクリティカルシンキングが必要です。情報は豊富ですが、それを正しく理解するための努力も欠かせません。

6　遠隔融合：創造的なマインドは異なるアイデアや観点を融合させる能力を持っています。異なる枠組みや分野からアイデアや関係性を見つけ出し、組み合わせることで、新たな次元やアプローチが生まれる可能性があります。例えば、理系と文系の融合が新しい発想を促進します。創造的な生活ではアイデアやコンセプトを単一の枠組みに閉じ込めるのではなく、融合させ、再融合させることが重要です。

7　比較・選択：創造的なプロセスには発散的思考と収束的思考の両方が含まれます。発散的思考では多くのアイデアを広く探求し、制約を感じずにアイデアを生成します。一方、収束的思考では多くの選択肢を比較し、制約条件の下で最適な選択肢を選び出す作業が行われます。この発散と収束のサイクルを通じて、アイデアは洗練され、最良の選択肢が見つかります。

これらのプロセスは創造性を促進し、新たなアイデアや解決策を生み出す際に役立ちます。

社会情動性による多様な視点を取り入れる段階のポイントについて解説します。

8　対話：創造的な思考は対話に基づいています。これは他者との対話だけでなく、自己との内的対話も含みます。他者との対話は新たな視点を提供し、内的対話を豊かにします。社会情動性は対話を豊かにする要素であり、他者からのフィードバックや双方向のコミュニケーションを通じて成果を生み出します。新しいアイデアを生み出す過程では、即座に結果を求めるのではなく、まずはアイデアを自由に広げる発散的思考が重要です。

日本の教育でも、主体的で、対話的で、深い学びということがよく言われます。その点でコミュニケーション教育はとても大切ですが、その実践にはとても苦労しているのが現状と思われます。

コミュニケーションには、会話、対話、議論、ナラティブなどの多様なタイプがありますが、すべてを網羅できていないように思われます。

コミュニケーションを理解するモデルとして、ジョハリの窓という考え方があります。このモデルによれば、コミュニケーションというのは、他者からも自分からもわかる「開かれた窓(open self)」と、自分には他者に明かさない、隠している自分というものがある「隠された窓(hidden self)」、そして、他者からは見えるが、自分では気がついていない「見えない窓(blind self)」、そして、最後に、自分にも他者にもわからないところがある(「未知の窓(unknown self)」)の4つから成り立っている。

コミュニケーションしていくことで、徐々に自分について意識的に理解している部分が広がり、自分のことがわかってくる、自己認識が広がってきます。他者を介して自己開示して、それについてフィードバックをもらったり、自分が隠していたことをさらけ出したりすることで、知らない部分を探索していく。もし自分だけであれば、せいぜい自分が知っている、あるいは自分が隠している範囲にとどまってしまうものが、他者と対話することで、自分が知らない部分を含めてこの全体を探求していくことができるわけです。コミュニケーションというのはそれ自体が一つの探索活動であり、自己発見の活動と捉えられます。ひらめきは、そのような探索活動から、自分にも他者にもわからないところがある何かが、ふと表に現れた瞬間とも言えるのです。

ひらめきを育成する全てに共通するのは、支援されたパフォーマンスの機会を大切にし、その活動の中で今の自分と異なる役を演じ、自分を知り、世界を知ることで、ひらめき3・0の体験を増やすことです。

不確定で、予測のつかない現代社会だからこそ、ひらめきと創造性を通じて、私たちは世界を理解し、それを通じて自己と世界とを結びつける窓を広げることが大事なことと思えます。そして、ひらめき能が備わっていれば、私たちは、身体を通じて体験される周囲の世界と自分の両方に発見や意味を新しく見つけながら、即興的にダンスを踊るかのごとく生きていけるでしょう。ひらめきと創造性は、私たちが生涯持ち続けることができる最も重要な能力といえます。そのため、ひらめきを育むことは、年齢に関係なく、すべての世代にとって重要な課題と言えるでしょう。

おわりに

本書は、変動し、不確定、曖昧な時代で、また人々の間に分断が進み、争いや偏見がまん延しているような世界において、人の持つひらめき、創造性こそが、このような閉塞感のある状況からの出口に通じる能力ではないかと感じて、脳科学者の立場から、ひらめきという現象を掘り下げ、さらには育成ができないかという思いで執筆しました。

筆者は現在、ＪＳＴの支援を得て演劇的手法に基づいた共感性あるコミュニティの醸成による孤立孤独防止事業というプロジェクトを推進しています。この中で孤立孤独に陥らないような社会はどのような社会かを想定することが求められています。本書の内容をもとに考えると、孤立孤独に陥らない社会とは、皆がそのひらめきをそれぞれの個性の中で発揮できる社会ではないかと著者は考えます。別な言い方をすると「孤立孤独の逆は、ひらめきである」といってもよいかもしれません。孤立孤独でしばしば依存症に陥ることから、ヨハン・ハリが「依存症の逆は絆である」(the opposite of addiction is connection.) と述べた言いかたをさらに一歩進め、ひらめきが人の繋がりを媒介する社会と考えます。

ひらめきを発揮できている人は、自分の意味を見出し、社会や環境とつながり充実した生を満喫した自律した生きかたをしているといえます。そして、一人のひらめきは他の人にも伝搬したり、別なひらめきを引き起こすきっかけになる可能性があり、良い意味で人へと伝染する可能性があります。これは孤立・孤独が伝染し、分断されている現代社会とは異なり、人と人がひらめき介して結び付く明るい未来社会ではないかと夢想します。そのような未来を目指すとすれば、今からどうすればそこへたどり着けるのでしょうか？　これが今後の課題でしょう。


本書は執筆するに当たって多くの方々との出会いから生まれました。

科学技術振興機構（ＪＳＴ）の社会技術研究開発センター（ＲＩＳＴＥＸ）が２０２１年より実施している「ＳＤＧｓの達成に向けた共創的研究開発プログラム（社会的孤立・孤独の予防と多様な社会的ネットワークの構築）」の支援の下、分担研究者の東北多文化アカデミー校長・宮城教育大学客員准教授の虫明美喜と取り組んでいる「演劇的手法を用いた共感性あるコミュニティの醸成による孤立・孤独防止事業」（代表：虫明元）の研究開発活動を通して多くの知見を得、さらに考察を深める機会を得ました。本書で紹介しているアート、特にパフォーミング・アーツとして、プレイバックシアターについてはスクール・オブ・プレバックシアター日本校校長の宗像佳代氏、劇団プレイバッカーズの代表の小森亜紀氏、そして、プレイバックシアター創設者のジョナサン・フォックス氏にはその来日時、自発性・ナラティブと脳に関して直接議論させていただき、理解を深める事ができました。さらに宮城県内の学校での演劇的手法を用いた教育に関してはＰＬＡＹ ＡＲＴせんだい！代表の及川多香子氏、演劇企画集団 LondonPANDA の大河原準介氏との連携を通じて多くの実践が可能になり、数多くの知見が得られました。さらには office 風の器主宰庄崎隆志氏、即興舞踊家・宮城教育大学名誉教授の里見まり子氏からは、ノンバーバルコミュニケーションに関して多くの示唆を得ることができました。教育実践に関しては、東北大学、宮城教育大学、東北福祉大学、さらには宮城県仙台向山高等学校、宮城県仙台第一高等学校、仙台育英学園高等学校、宮城県東松島高等学校等の教員の皆様やたくさんの学生たちのお陰で、数多くの学びと気づきがありました。本書で触れている脳科学の知見に関しては、筆者の属する生体システム生理学分野のラボメンバーとの日頃の議論が基盤になっています。

そして最後になりましたが、本書の執筆の機会を与えていただき、編集者として辛抱強く伴走していただいた辻一三氏に深く感謝申し上げます。

［参考文献］

１－１　ひらめきはどんな経験

Helen Keller, *The Story of My Life,* http://www.gutenberg.org/files/2397/2397-h/2397-h.htm 2/202.

Elizabeth Gilbert, *Big Magic: How to Live a Creative Life, and Let Go of Your Fear,* Bloomsbury Publishing (2015).

R. Keith Sawyer ed. *Explaining Creativity: The Science of Human Innovation 2nd edition*, Oxford University Press (2012).

１－２　ひらめきの鍵は脳の働き

虫明元『前頭葉のしくみ』共立出版、２０１９

虫明元『学ぶ脳――ぼんやりにこそ意味がある』岩波科学ライブラリー、２０１８

David D. Preiss, Diego Cosmelli, James C.Kaufman, *Creativity and the Wandering Mind: Spontaneous and Controlled Cognition (Explorations in Creativity Research)*, Academic Press (2020).

Anna Abraham, *The Neuroscience of Creativity,* Cambridge University Press (2018).

R.L.Buckner, J.R. Andrews-Hanna, D.L. Schacter, The brain's default network: Anatomy, function, and relevance to disease 2008 Annals of the New York Academy of Sciences 1124, pp.1-38.

M.E.Raichle, The Brain's Default Mode Network 2015 Annual Review of Neuroscience 38, pp. 433-447.

J.R. Andrews-Hanna, J. Smallwood, R.N.Spreng, The default network and self-generated thought: component processes, dynamic control, and clinical relevance. Ann N Y Acad Sci. 2014 May;1316:29-52.

M.D. Greicius, B. Krasnow, A.L.Reiss, V. Menon, Functional connectivity in the resting brain: a network analysis of the default mode hypothesis. Proc Natl Acad Sci U S A. 2003 Jan 7;100(1):253-8.

１－３　国際比較から見たひらめき脳の課題

虫明元、山口晴保『認知症ケアに活かすコミュニケーションの脳科学20講 ――人のつながりを支える脳のしくみ』協同医書出版社、２０２３
https://www.oecd.org/pisa/
https://www.worldvaluessurvey.org/wvs.jsp
D.P. Schmitt, J. Allik, Simultaneous administration of the Rosenberg Self-Esteem Scale in 53 nations: exploring the universal and culture-specific features of global self-esteem. J Pers Soc Psychol. 2005;89:623-42.
OECD, Society at a Glance, OECD SOCIAL INDICATORS 2005 Edition.

２－１　夢とひらめき

J. Hobson, Allan REM sleep and dreaming: towards a theory of protoconsciousness Nature Reviews Neuroscience 803-813 2009.

２－２　ひらめきの可能性を探索する過程としての夢見

Antonio Zadra, Robert Stickgold *When Brains Dream: Understanding the Science and Mystery of Our Dreaming Minds: Exploring the Science and Mystery of Sleep* Kindle Edition, W. W. Norton & Company (2021).
Christopher L.Edwards 1, PerrineM.Ruby 1,2, JosieE.Malinowski 3, PaulD.Bennett1 and Blagrove Mark Dreaming and

insight Frontiers in Psychology.

2－3　夢の中の自分とひらめき

Clara E. Hill, *Dream Work in Therapy: Facilitating Exploration, Insight, and Action: Facilitating Exploration, Insight and Action*, American Psychological Association(2003).

3－1　ひらめきに影響する情動因子

Jaak Panksepp, *The Archaeology of Mind: Neuroevolutionary Origins of Human Emotions (Norton Series on Interpersonal Neurobiology)*, W. W. Norton & Company(2012).

3－2　ドーパミンによるひらめきの光と影

Daniel Z. Lieberman, Michael E. Long, *The Molecule of More: How a Single Chemical in Your Brain Drives Love, Sex, and Creativity,* BenBella Books (2018).

3－3　負の情動とひらめき

M.J.C.Forgeard, Perceiving benefits after adversity: The relationship between self-reported posttraumatic growth and creativity Psychology of Aesthetics, Creativity, and the Arts, 2013, 7(3), pp. 245–264.

M.J.C.Forgeard, J.C.Kaufman, (2016). Who cares about imagination, creativity, and innovation, and why? A review. Psychology of Aesthetics, Creativity, and the Arts, 10(3), 250–269.

4－1　天才のひらめき、凡人のひらめき？

ディーン・キース・サイモントン、小巻靖子 訳『天才とは何か』大和書房、２０１９

Keith E. Stanovich, *What Intelligence Tests Miss: The Psychology of Rational Thought*, Yale University Press (2010).

4－2　凸凹の知性とサバンが見せるひらめき

Darold A. Treffert, *Islands of Genius (Illustrated edition)*, Jessica Kingsley Publishers(2010).

4－3　左右の脳とひらめきの関係

マイケル・S・ガザニガ、藤井留美 訳『〈わたし〉はどこにあるのか：ガザニガ脳科学講義』Ｋｉｎｄｌｅ版、紀伊國屋書店、２０１４

Iain McGilchrist, *The Master and His Emissary: The Divided Brain and the Making of the Western World*, Yale University Press, 2nd Edition, New Expanded (2019).

John Kounios, Mark Beeman, The Cognitive Neuroscience of Insight Annu. Rev. Psychol. 2014. 65:71–93.

5－1　知識がひらめきのトレードオフ？

イアン・レズリー、須川綾子 訳『子どもは４００００回質問する――あなたの人生を創る「好奇心」の驚くべき力』、光文社、２０２２

J.Schimmelpfennig, J.Topczewski, W. Zajkowski, K. Jankowiak-Siuda, The role of the salience network in cognitive and affective deficits. Front Hum Neurosci. 2023 Mar 20;17:1133367.

５－２　ひらめきとしての直感と知識

ダニエル・カーネマン、村井章子 訳『ファスト&スロー あなたの意思はどのように決まるか？（上・下）』早川書房、２０１４

Scott Barry Kaufman, Jerome L. Singer, The Creativity of Dual Process "System 1" Thinking By on January 17, 2012 scientific American.

Jonathan Smallwood1, Jonathan W. Schooler, The Science of Mind Wandering: Empirically Navigating the Stream of Consciousness Annu. Rev. Psychol. 2015. 66:487–518.

５－３　知識の変容としてのひらめき

C. J. Brainerd, V.F.Reyna, *The Science of False Memory: An Integrative Approach* (Oxford Psychology Series (38)) Oxford University Press (2005) .

６－１　理系におけるひらめき　システム化

サイモン・バロン＝コーエン、篠田 里佐 訳『ザ・パターン・シーカー：自閉症がいかに人類の発明を促したか』化学同人、２０２２

６－２　文系におけるひらめき　ナラティブ

Kenneth Burke, *A Grammar of Motives* University of California Press (1969).

大治朋子『人を動かすナラティブ』毎日出版、２０２３

６－３　論理分析思考とナラティブ思考の連携によるひらめき

J.E. Lovelock, "Gaia as seen through the atmosphere". Atmospheric Environment (1967) 6(8): 579–580.

Charles Sanders Peirce, Charles Harshorne and Paul Weiss(edd.), *Collected Papers of Charles Sanders Peirce Volumes one through six*, The Belknap Press of Harvard University Press (1960) .

７－１　地頭力としての仮説生成によるひらめき

細谷功『地頭力を鍛える』東洋経済新報社、２００７

米盛裕二『アブダクション：仮説と発見の論理』勁草書房、２００７

ウイリアム・H・デイヴィス、赤木昭夫 訳『パースの認識論』産業図書、１９９０

Jacob L. S. Bellmund *et al.*, Navigating cognition: Spatial codes for human thinking. Science 362, eaat6766 (2018).

Charles Sanders Peirce, Charles Harshorne and Paul Weiss(edd.), *Collected Papers of Charles Sanders Peirce Volumes one through six*, The Belknap Press of Harvard University Press (1960) .

７－２　地頭力の身体的基盤とひらめき

Peter Carruthers , *The Architecture of the Mind (Illustrated edition)*, Clarendon Press, (2006).

J.S.Evans, K.E.Stanovich. Dual-Process Theories of Higher Cognition: Advancing the Debate. Perspect Psychol Sci. 2013

May;8(3):223-41.
網谷祐一『理性の起源——賢すぎる、愚かすぎる、それが人間だ』河出書房新社、２０１７

７－３　人のひらめきとＡＩのひらめき

Daniel Chandler, *Semiotics: The Basics (4th Edition),* Routledge (2022).
Noam Chomsky A NOTE ON THE CREATIVE ASPECT OF LANGUAGE USE, The Philosophical Review 91, pp.423-434 (1982).
Noam Chomsky, *What Kind of Creatures Are We?*, Columbia University Press (2015).
Noam Chomsky, The False Promise of ChatGPT - Opinion The New York Times, 2023.3.8.
George Lakoff, Mark Johnson, *Metaphors We Live by*, University of Chicago Press (1980).
Norbert Wiley, *Inner Speech and the Dialogical Self,* Temple University Press (2016).

８－１　整った職場がひらめきを生むのか

Alex Haslam, Craig Knight, 'Your Place or Mine?' At HM Revenue and Customs, BBC News, 17.November 2006, http://news.bbc.co.uk/2/hi/uk_news/magazine/6155438.stm.
https://en.wikipedia.org/wiki/Building_20

８－２　人のネットワークの多様性とひらめき

Tim Harford, *Messy:How to Be Creative and Resilient in a Tidy-Minded World*, Little, Brown Book Group (2016).

8−3 創造的な都市と脳のひらめき

ジェイン・ジェイコブズ、山形浩生 訳『アメリカ大都市の死と生 新版』鹿島出版会、2010

ジョフリー・ウェスト、山形 浩生・森本 正史 訳『スケール――万物を支配する「大きさ」の法則（上）』ハヤカワ文庫、2022

9−1 創造的な科学者とアート

アダム・グラント、楠木建 訳『ORIGINALS――誰もが「人と違うこと」ができる時代』三笠書房、2016

TED talk "a-Creativity : i-Creativity" by David Parrish at TEDx Napoli on 14. April 2012.

9−2 マインドフルとフローを使いこなして、ひらめきを育てる

エレン・J・ランガー、高橋由紀子 訳『マインドフル・ボディ』徳間書店、2023

M・チクセントミハイ、浅川希洋志・須藤祐二・石村郁夫 訳『クリエイティヴィティ――フロー体験と創造性の心理学』世界思想社、2016

9−3 ガイドされた即興性でひらめきを育てる

R.Keith Sawyer, *Explaining Creativity: The Science of Human Innovation*, Oxford University Press (2012).

Keith Sawyer, *The Creative Classroom: Innovative Teaching for 21st-Century Learners*, Teachers College Press (2019).

カタルタ　https://www.kataruta.com/

９－４　デザインマインドとひらめき

Indre Viskontas, Creativity and Your Brain By: The Great Courses audible 09-09-22.

K.Alexiou, T.Zamenopoulos, J.H.Johnson, Exploring the neurological basis of design cognition using brain imaging: some preliminary results Design Studies 30(2009) 623e647.

Yasuyuki Kowatari, Seung Hee Lee, Hiromi Yamamura,Yusuke Nagamori, Pierre Levy, Shigeru Yamane, Miyuki Yamamoto, Neural Networks Involved in Artistic Creativity Human Brain Mapping, 30:1678–1690 (2009).

Hasso Plattner, Christoph Meinel, Larry Leifer, *Design Thinking: Understand-Improve-Apply*, Springer (2010).

９－５　ひらめきの誤解を解く

グレアム ウォーラス、松本剛史 訳『思考の技法』ちくま学芸文庫、２０２０

R. Keith Sawyer ed., *Explaining Creativity: The Science of Human Innovation 2nd Edition,* Oxford University Press (2012).

９－６　ひらめき３・０

Keith Sawyer, *Zig Zag: The Surprising Path to Greater Creativity,* Jossey-Bass, (2013).

Alessandro Duranti and Nicco A. La Mattina The Semiotics of Cooperation Annu. Rev. Anthropol. 2022. 51:85–101.

虫明 元（むしあけ・はじめ）東北大学大学院医学系研究科生体システム生理学分野教授。１９５８年生まれ。東北大学医学部大学院卒業。医学博士。専門は脳神経科学。ここ数年は、即興再現劇を用いた学生主導的な学びの開発にも取り組んでいる。著書『学ぶ脳――ぼんやりにこそ意味がある』（岩波科学ライブラリー）、共著『認知症ケアに活かすコミュニケーションの脳科学20講――人のつながりを支える脳のしくみ』（協同医書出版社）、『コミュニケーションと思考』（岩波書店）、『学習と脳――器用さを獲得する脳』（サイエンス社）、『前頭葉のしくみ――からだ・心・社会をつなぐネットワーク』（共立出版）

ひらめき脳

2024年1月30日　第1刷発行

著　者　虫明　元

発行者　辻　一三

発行所　株式会社青灯社

東京都新宿区新宿 1－4－13

郵便番号 160－0022

電話 03－5368－6923（編集）

03－5368－6550（販売）

URL http://www.seitosha-p.co.jp

振替　00120－8－260856

印刷・製本　モリモト印刷株式会社

Printed in Japan

ISBN978－4－86228－129－6 C0011

小社ロゴは、田中恭吉「ろうそく」（和歌山県立近代美術館所蔵）をもとに、菊地信義氏が作成

●青灯社の本●

「心＝身体」の声を聴く　泉谷閑示　定価1600円＋税

日本社会の周縁性　伊藤亜人　定価2500円＋税

みんな「おひとりさま」　上野千鶴子　定価1400円＋税

知・情・意の神経心理学　山鳥　重　定価1800円＋税

「二重言語国家・日本」の歴史　石川九楊　定価2200円＋税

がん光免疫療法の登場　永山悦子　著　小林久隆　協力　1200円＋税

教科書を書き換える
日本史の教室（上・下）　浮世博史　定価各2200円＋税

非行少年たちの神様　堀井智帆　定価1500円＋税

同盟は家臣ではない
——日本独自の安全保障について　孫崎　享　定価1800円＋税

中国のロジックと欧米思考　天児　慧　定価1800円＋税

余命わずかの幸せ
——在宅医の正しい寄り添い方　山中光茂　定価1800円＋税

我感ずる、ゆえに我あり
——内受容感覚の神経解剖学　A・D・（バド）クレイグ　著　花本知子　訳　大平英樹　監修　定価4500円＋税

起源——古代オリエント文明：
西欧近代生活の背景　ウィリアム・W・ハロー　岡田明子　訳　定価4800円＋税

魂の脱植民地化とは何か　深尾葉子　定価2500円＋税

枠組み外しの旅
——「個性化」が変える福祉社会　竹端　寛　定価2500円＋税

合理的な神秘主義
——生きるための思想史　安冨　歩　定価2500円＋税

生きる技法　安冨　歩　定価1500円＋税

他力の思想
——仏陀から植木等まで　山本伸裕　定価2200円＋税

理性の暴力
——日本社会の病理学　古賀　徹　定価2800円＋税

愛と貨幣の経済学
——快楽の社交主義へ　古賀　徹　定価2000円＋税

魂深き人びと
——西欧中世からの反骨精神　香田芳樹　定価2500円＋税